十四五·中华医学健康科普工程

从零开始

认识肝硬化

主　编　于晓莉　金　波

副主编　段惠娟　张　昕

　　　　马雪梅　申力军

U0201632

中华医学电子音像出版社
CHINESE MEDICAL MULTIMEDIA PRESS
北　京

图书在版编目（CIP）数据

从零开始认识肝硬化/于晓莉，金波主编．－北京：中华医学电子音像出版社，2024.1

ISBN 978－7－83005－215－7

Ⅰ.①从…　Ⅱ.①于…　②金…　Ⅲ.①肝硬化-防治　Ⅳ.①R575.2

中国版本图书馆 CIP 数据核字（2019）第 258573 号

从零开始认识肝硬化

CONG LING KAISHI RENSHI GANYINGHUA

主　　编：	于晓莉　金　波
策划编辑：	郁　静
责任编辑：	周寇扣
校　　对：	张　娟
责任印刷：	李振坤
出版发行：	中华医学电子音像出版社
通信地址：	北京市西城区东河沿街 69 号中华医学会 610 室
邮　　编：	100052
E - mail：	cma-cmc@cma.org.cn
购书热线：	010-51322635
经　　销：	新华书店
印　　刷：	廊坊市祥丰印刷有限公司
开　　本：	850mm×1168mm　1/32
印　　张：	5.5
字　　数：	141 千字
版　　次：	2024 年 1 月第 1 版　2024 年 1 月第 1 次印刷
定　　价：	48.00 元

内容提要

　　本书就临床实践中肝硬化及并发症常见的诊疗和护理问题及患者就诊过程中关心的常见问题，以通俗易懂的"问与答"形式，对肝硬化相关的基础理论知识和临床实践技巧进行了系统梳理与归纳、总结，凝聚了三级甲等医院常年从事肝硬化临床一线工作的医疗和护理专家的丰富临床经验与实践体会。本书作为一本关于肝硬化及其常见并发症临床诊治和护理实践的科普著作，图文并茂，内容兼具科学性、实用性和可读性，不仅适合于肝硬化患者及其家属居家解惑、休养保健，也适合于基层医务工作者学习和参考。

编委会

前言

　　肝硬化是临床常见的慢性进行性肝病,由一种或多种病因长期或反复作用形成。肝硬化代偿期无明显临床症状,失代偿期以门静脉高压和肝功能严重损伤为特征,患者常因并发腹水、消化道出血、脓毒症、肝性脑病、肝肾综合征和癌变等导致多脏器功能衰竭而死亡,是全球严重的公共健康问题之一。肝硬化给许多国家带来了沉重的卫生经济负担。据世界卫生组织报道,2019年全球一般人群中约有150万例新发乙肝病毒感染者,2.96亿慢性感染者,82万例死于乙肝病毒所致的肝硬化、肝衰竭或肝癌等相关疾病。科学、规范的治疗有助于缓解肝硬化患者的病痛,进而降低其死亡率。系统、实用的科普有助于提高人们对肝硬化诊治和护理的认识,从而改善肝硬化患者的生活质量。

　　本书的编委均来自临床一线,多年致力于各类肝病临床诊治和护理,积累了大量宝贵、富有成效的系统性诊疗思路及方法,在肝硬化及其相关并发症诊治、预防、护理等方面具有丰富经验。编委们结合自身多年临床经验及护理心得精心编撰本书,旨在为广大肝病患者科普肝硬化的相关知识。

　　本书共包含3章内容,不仅详述了肝硬化的基础知识、临床表现、治疗及护理,而且对肝硬化临床常见并发症(腹水、上消化道出血、肝性脑病、肝肾综合征)的临床基础、治疗和护理要点,以及肝源性糖尿病对肝硬化患者病情的影响和应对策略进行阐述,还着重介绍了消化内镜检查在肝硬化诊治及预后评估方面的作用及注意事项。

一方面,本书立足于临床实际,深入调研患者关心的肝病问题并加以梳理、归纳,以"案例"开始,采用一问一答的形式,对肝硬化及其相关并发症的发生、发展、预后、科学用药、居家养护等内容进行详尽的阐述。通过文、图等方式呈现,内容一目了然,一看就懂,同时增强互动性,真正回答了肝硬化及其相关并发症的临床诊断、治疗与护理过程中形成的实际问题,具有较强的指导意义。另一方面,本书参考引用国内外公开发表的文献和临床诊治经验,集科学性、实用性和可读性于一体,力求让读者看得懂、用得着,从而加强对肝硬化临床治疗、护理知识的深度认识。

本书既适合于面向肝硬化患者系统、科学地解答他们面临的临床治疗及护理问题,也适合于向肝病、非肝病专业的医疗卫生工作者及普通人群进行科普宣教。

在此,感谢全体编者为本书付出的辛勤劳动!由于受学术水平和时间所限,书稿存在不足之处,请各位专家和同仁批评指正!

主　编
2023 年 11 月

目 录

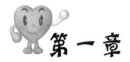

第一章

肝硬化概述

【案例】 赵女士,平时身体健康,孕前检查是她人生中的第一次体检,然而体检结果却让她很诧异,自己怎么突然就变成乙肝"大三阳",肝硬化呢?为什么肝功能不正常,体内还存在大量的乙肝病毒?全面检查之后,赵女士得知自己很可能是经垂直传播途径感染了乙肝病毒,经过近30年的隐匿发展后,已从肝炎、肝纤维化发展到肝硬化的阶段。在医生指导下,赵女士开始服用抗乙肝病毒药物治疗。服药2个月后赵女士复查肝功能的结果显示正常,乙肝病毒数量明显减少,可是这样的结果让她觉得还不够满意,在听信了朋友的介绍后,她骤然停用了抗病毒药物,开始服用中药治疗。此后3个月的时间内,赵女士的病情急转直下,出现疲倦无力、食欲减退、腹部胀满、尿色深黄、双足肿胀等情况,再次就诊时诊断为"肝功能衰竭,大量腹水",在重症监护病房经过12天的积极救治后,赵女士不幸病逝了。

这是一个多么惨痛的病例!为什么这样一个年轻鲜活的生命在短短5个月的时间就匆匆消逝?下面就让我们一起来了解一下"肝硬化"。

一、肝硬化的"前世"——肝炎

1. 肝脏是一个怎样的器官?

肝脏在机体生命活动中发挥重要的作用,它位于右上腹,是人体中最大的腺体，也是最大的实质性脏器，不但参与糖、脂肪、蛋白质等营养物质的代谢，也参与药物、乙醇（酒精）、毒物等有害物质的解毒，此外，还有分泌胆汁，参与造血、凝血等作用。

2. 肝的解剖位置及功能有哪些?

肝脏位置：主要位于右季肋部和上腹部（图1-1）。

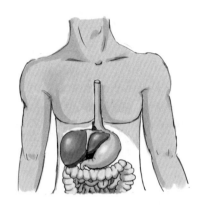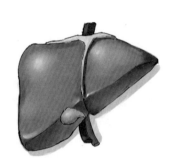

图1-1 肝脏在人体的位置

肝脏有以下主要功能。

（1）物质代谢：参与糖类、蛋白质、脂质、维生素的合成、代谢。

（2）解毒功能：是人体的"解毒工厂"，外来或体内代谢产生的有毒物质，如毒素、细菌、血氨均需经过肝脏解毒后排出体外。

（3）生成胆汁。

临床确诊为肝硬化，意味着广泛的肝细胞受到破坏，肝的生理功能大打折扣，而且随着病情的加重，肝功能减退越来越严重。

3. 肝功能的血液指标有哪些?

(1)反映肝细胞损伤程度的指标:谷丙转氨酶和谷草转氨酶。

(2)反映胆汁淤积的指标:碱性磷酸酶(alkaline phosphate,ALP)、γ-谷氨酰转移酶(γ-glutamyltransferase,γ-GT 或 GGT)、胆红素(bilirubin,BIL)。

(3)反映肝脏合成功能的指标:人血清白蛋白、凝血酶原时间。

4. 慢性肝病"三部曲"是什么?

病毒、酒精、药物、代谢或自身免疫异常等因素均可以侵犯肝脏,造成肝细胞破坏、肝功能受损。急性肝炎中的病例迁延不愈,转为慢性肝炎;慢性肝炎在致病因素的持续作用下或机体免疫应答的参与下,病情继续进展,逐渐形成肝纤维化、肝硬化,其中部分病例甚至进展至肝癌。这就是肝病"三部曲":肝炎—肝硬化—肝癌(图 1-2)。

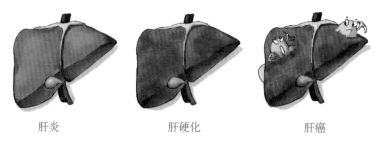

肝炎　　　　　　　　肝硬化　　　　　　　　肝癌

图 1-2　肝病"三部曲"

5. 什么是肝炎?

肝炎是指各种原因导致的肝脏炎症的统称,通常是指由多种致病因素(如病毒、细菌、寄生虫、药物及毒物、酒精)及自身免疫因素等侵害肝脏,使肝细胞受到破坏,肝功能受到损害,并引起身体一系列不适症状及肝功能指标的异常。

按病程分类,肝炎可以分为急性肝炎(病程不超过 6 个月)和慢性肝炎(病程持续 6 个月以上)。

6. 肝炎按病因分类可以分为哪几种?

(1)病毒性肝炎:是我国最常见的肝炎种类,由肝炎病毒引起,以肝脏炎症和坏死病变为主的一组感染性疾病。病毒性肝炎分为甲型病毒性肝炎、乙型病毒性肝炎、丙型病毒性肝炎、丁型病毒性肝炎、戊型病毒性肝炎。其中,乙型、丙型、丁型病毒性肝炎的主要传播途径是垂直传播、血液传播(输血、针刺、吸毒等)及性传播,而甲型、戊型病毒性肝炎的主要传播途径是粪-口传播。

(2)酒精性肝炎:是长期大量饮酒导致的肝损害。发病者有长期饮酒史,一般饮酒超过 5 年,摄入酒精量男性每天≥40 g,女性每天≥20 g,或者 2 周内有大量饮酒史,摄入酒精量每天＞80 g。

(3)中毒性肝炎:是长期服用某些药物或长期反复接触某些化学毒物引起的肝损害,可发生在既往没有肝病病史的健康者,或原来就有其他基础疾病的患者身上。

(4)脂肪性肝炎:是由各种原因导致肝细胞内脂肪堆积过多而引起的肝损害,如酗酒、血脂过高、超重等。

(5)代谢性肝炎:是由于体内对某种物质新陈代谢不良导致的肝损害,如铜、酪氨酸等。

(6)淤胆型肝炎:是由多种原因引起肝细胞和/或毛细胆管胆汁分泌障碍,导致部分或完全性胆汁淤积。多发生于急性肝炎发病数周后。

(7)免疫性肝炎:是指自身免疫反应介导的慢性进行性肝脏炎症,其病因尚未完全明确。遗传易感性被认为是引起免疫性肝炎的主要因素,而其他因素可能是在遗传易感性基础上引起机体免疫耐受机制破坏,产生针对肝脏自身抗原的免疫反应,从而破坏肝细胞,导致肝脏炎症坏死,常见于女性。

7. 什么是乙型病毒性肝炎?

(1)乙型病毒性肝炎的定义是什么?

乙型病毒性肝炎(以下简称"乙肝"),是由乙型肝炎病毒(hepatitis B virus,HBV)感染引起的以肝脏病变为主的传染病。

(2)什么是慢性 HBV 感染?什么是慢性乙肝?

慢性 HBV 感染是乙型肝炎表面抗原(hepatitis B surface antigen,HBsAg)和/或乙型肝炎病毒脱氧核糖核酸(HBV DNA)阳性 6 个月以上。由 HBV 持续感染引起的肝脏慢性炎症性疾病被称为慢性乙型病毒性肝炎(chronic hepatrtis B,CHB),CHB 可分为 HBeAg 阳性的 CHB 和 HBeAg 阴性的 CHB。

(3)什么是乙肝"两对半"、乙肝"大三阳"和"小三阳"?

1)乙肝"两对半"是指被 HBV 感染后机体产生的血清标志物,又称"乙肝五项",包括以下 5 项。①HBsAg:其阳性表示体内感染了 HBV;②乙型肝炎表面抗体(hepatitis B surface antibody,HBsAb):为保护性抗体,其阳性表示对 HBV 产生了抵抗力;③乙型肝炎 e 抗原(hapatitis B e antigen,HBeAg):是 HBV 复制的标志,其阳性代表具有传染性;④乙型肝炎 e 抗体(hepatitis B e antibody,HBeAb):其转为阳性表示 HBV 复制减少,传染性降低;⑤乙型肝炎核心抗体(hepatitis B core antibody,HBcAb):免疫球蛋白 M(immunoglobulin M,IgM)抗体阳性代表急性感染,IgG 抗体阳性代表患者处于康复期或慢性感染。

2)乙肝"大三阳":HBsAg 阳性、HBeAg 阳性、HBcAb 阳性,代表传染性相对较强。

3)乙肝"小三阳":HBsAg 阳性、HBeAb 阳性、HBcAb 阳性,代表传染性相对较弱。

乙肝标志物的临床意义解读见表 1-1。

表 1-1　乙肝标志物的临床意义

HBsAg	HBsAb	HBeAg	HBeAb	HBcAb	临床意义
＋	－	＋	－	＋	急性或慢性感染(俗称"大三阳")
＋	－	－	＋	＋	急性 HBV 感染趋向恢复或慢性感染(俗称"小三阳")
＋	－	＋	－	－	潜伏期或急性乙肝早期
－	＋	－	＋	＋	痊愈或恢复期,有免疫力
－	＋	－	－	＋	痊愈,有免疫力
－	＋	－	－	－	疫苗接种或曾经感染过,有免疫力

注:＋.阳性;－.阴性;HBsAg.乙型肝炎表面抗原;HBsAb.乙型肝炎表面抗体;HBeAg.乙型肝炎 e 抗原;HBeAb.乙型肝炎 e 抗体;HBcAb.乙型肝炎核心抗体;HBV.乙型肝炎病毒。

(4)HBV 感染的标志是什么?

HBV 感染的标志是 HBsAg 阳性。

(5)诊断为慢性乙肝,该怎么办?

对于没有明确临床症状且被偶然发现并诊断为慢性乙型肝炎的患者,建议如下。

1)尽快到有资质的医疗机构就诊,检测肝功能、乙肝五项、HBV DNA 载量、甲胎蛋白(alpha-fetop rotein,AFP)、腹部超声等,如有乙肝家族史或年龄较大者建议进行肝纤维化无创检查,并全面评估病情,如需进行治疗,应及时启动治疗。

2)动员密切接触者(如家属、亲友等)到有资质的医疗机构检测乙肝五项和肝功能等。

(6)什么是"慢性 HBV 携带状态"?这种情况需药物治疗吗?

慢性 HBV 携带状态者多为年龄较轻,处于免疫耐受期的血清 HBsAg、HBeAg 及 HBV DNA 均阳性的人群,并且 1 年内连续随访 3 次,每次之间至少间隔 3 个月,均显示血谷丙转氨酶和谷草转氨酶在正常范围,HBV DNA 通常高水平,但肝组织检查无病变或病变轻微。

慢性 HBV 携带状态因处于免疫耐受期,一般情况下患者肝内无炎症或仅有轻微炎症。此期患者抗病毒治疗的效果欠佳,一般不推荐抗病毒治疗。年龄＞30 岁且有肝硬化/肝癌家族史、谷丙转氨酶升高、肝纤维化无创检查提示明显纤维化者需考虑抗病毒治疗。建议 HBV 携带状态者应每 3～6 个月进行血常规、生物化学、病毒学、AFP、肝纤维化无创检查、腹部超声等检查,必要时行肝组织活检,若符合抗病毒治疗指征,应及时启动治疗。

(7)什么是"非活动性 HBsAg 携带状态"？这种情况需药物治疗吗？

1)非活动性 HBsAg 携带状态是指血清 HBsAg 阳性、HBeAg 阴性、HBeAb 阳性或阴性,HBV DNA 低于检测值下限,1 年内连续随访 3 次以上,每次至少间隔 3 个月,谷丙转氨酶和谷草转氨酶均在正常范围内,肝组织检查显示,组织活动指数(histological acticity index,HAI)评分小于 4 分,或者根据其他半定量计分系统判定病变轻微。

2)处于非活动性 HBsAg 携带状态时,不推荐抗病毒治疗,但此类患者有发展成 HBeAg 阴性 CHB 的可能,且长期随访仍有发生肝细胞癌的风险,因此,建议每 6 个月进行血常规、生物化学、病毒学、AFP、腹部超声和无创肝纤维化等检查。若符合抗病毒治疗指征,也应及时启动治疗。

(8)乙肝传播途径有哪些？亲朋好友在与乙肝患者接触中应该注意哪些？

1)乙肝的主要传播途径有血液传播、垂直传播、性传播(图 1-3)。

2)日常工作或生活接触,如同一办公室(包括共用计算机等办公室用品）、握手、拥抱、同住一室、同桌就餐、共用马桶等无血液暴露的接触，一般不会传染 HBV（图 1-4）。

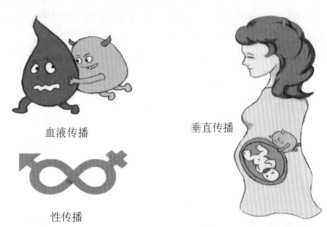

血液传播

垂直传播

性传播

图 1-3　乙肝的传播途径

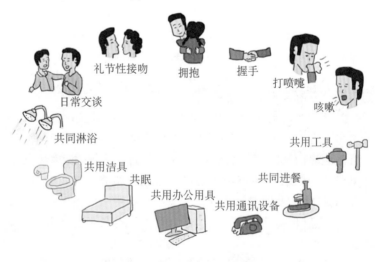

日常交谈

礼节性接吻

拥抱

握手

打喷嚏

咳嗽

共同淋浴

共用工具

共用洁具

共眠

共用办公用具

共同进餐

共用通讯设备

图 1-4　不会传播乙肝的行为

3)当与乙肝患者接触时,需注意以下 3 点:①应避免破损的皮肤及黏膜接触乙肝患者的血液、体液及分泌物;②注意个人卫生,做好餐具消毒,最好可以分餐,不共用餐具、牙刷、剃须刀、指甲剪等有可能引起皮肤黏膜损伤的物品;③在性生活中,应注意使用避孕套,以免通过体液传播。

(9)乙肝会遗传吗?

不会。遗传病是指遗传物质(如染色体)发生改变或由致病基因引起的疾病,通常具有垂直传递和终身性的特征。乙肝是病毒性传染病,有一定的家族聚集现象,但并非遗传性疾病。

HBV 是嗜肝病毒,主要生存在肝细胞中,目前的研究尚未发现精子和卵子中含有 HBV,说明精子和卵子都不适合 HBV 的生存。无论男方还是女方是 HBV 感染者,结合的受精卵都不含有 HBV,由受精卵发育的胚胎也不会携带 HBV,所以,乙肝不是遗传病。

HBV 的垂直传播主要发生在围生期,婴儿在分娩时接触 HBV 阳性母亲的血液和体液所感染,随着乙肝疫苗联合乙型肝炎免疫球蛋白(hepatitis B immunoglobulin,HBIG)的应用,垂直传播已明显减少。

另外,目前还没有哪一种遗传病能通过接种疫苗来预防,只有传染病才可通过疫苗预防。

(10)在什么情况下需要接种乙肝疫苗?

接种乙肝疫苗(图 1-5)是避免 HBV 感染最简单、有效的方法,接种乙肝疫苗前,应先检查乙肝五项。

若乙肝五项检查结果均为阴性,应进行标准的三针疫苗接种;若 HBsAb<10 mU/ml,可接种乙肝疫苗加强针。

有 5%～10% 的人对乙肝疫苗接种无反应,主要见于 40 岁以上、肥胖、饮酒、接受血液透析,以及各种原因引起的免疫功能低下者,对于这部分人,可尝试增大疫苗剂量和接种频次,或者更换不同表达系统生产的乙肝疫苗。

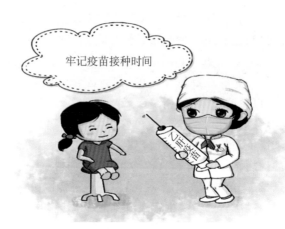

图 1-5　接种乙肝疫苗

（11）什么是慢性乙型肝炎的规范治疗？

根据我国《慢性乙型肝炎防治指南（2022 年版）》，对于大多数 CHB 患者，进行正规抗 HBV 治疗是必需的。抗 HBV 治疗的适应证主要根据血清 HBV DNA 水平、血清谷丙转氨酶和肝脏疾病严重程度来决定，同时结合患者年龄、家族史和伴随疾病等因素，综合评估患者疾病进展风险后决定是否启动抗病毒治疗。当前，经过实验研究和临床试验，并经药品监督管理部门批准的抗 HBV 药物有 α-干扰素和核苷（酸）类药两类。此外，根据不同 CHB 患者的病情，有些患者可能还需要进行抗炎、抗纤维化等辅助治疗。

不少慢性乙肝患者都听说过五花八门的治疗方法，如"某家传秘方""某位专家、教授提出的某种未经实验研究或临床试验的治疗方案""把辅助治疗当作特效治疗的方案"，只吃中药不吃抗病毒药物等。这些治疗方法常缺乏循证医学依据，广大患者要谨慎采纳。

（12）乙肝患者是否需要终身服用核苷（酸）类抗病毒药物？

乙肝肝硬化患者需要终身服用抗病毒药物,CHB 患者建议长期服用抗病毒药物,视病情评估结果选择停药时机。

核苷(酸)类抗 HBV 药物的主要作用是抑制 HBV 的复制,而非直接杀灭病毒。因此,需要长期持续地抑制 HBV 复制,减轻肝细胞炎症坏死及肝脏纤维组织增生,延缓和减少肝衰竭、肝硬化失代偿、原发性肝癌和其他并发症的发生。长期治疗并不等同于终身治疗。目前国内外医学界已经达成共识,虽然核苷(酸)类似物抗 HBV 不如干扰素有明确的疗程,但也可以根据疗效,选定一些指标作为治疗终点的标志,从而实现有限疗程。

我国《慢性乙型肝炎防治指南(2022 年版)》提出以下几点。

1)HBeAg 阳性 CHB 患者采用恩替卡韦(entecavir,ETV)、富马酸替诺福韦酯(tenofovir drsoproxil fumarate,TDF)或富马酸丙酚替诺福韦片(tenofovir alafenamide fumarate,TAF)治疗。治疗 1 年若 HBV DNA 低于检测下限、谷丙转氨酶复常和 HBeAg 血清学转换后,再巩固治疗至少 3 年(每隔 6 个月复查 1 次)仍保持不变,可考虑停药,延长疗程可减少复发。

2)HBeAg 阴性 CHB 患者采用 ETV、TDF 或 TAF 治疗,建议 HBsAg 消失且 HBV DNA 检测不到后停药随访。

3)对于病情已经进展至肝硬化的患者,需要长期抗病毒治疗。

特别需要注意的是,停药应在有资质的传染病专科医师的具体指导及密切观察下进行,不能自行停药!

8. 什么是丙型病毒性肝炎?

(1)丙型病毒性肝炎的定义是什么?

丙型病毒性肝炎简称"丙肝",是由丙型肝炎病毒(hepatitis C virus,HCV)感染引起的以进展性肝脏炎症为主的病毒性肝脏疾病。

(2)在我国丙肝有多少患者?

丙肝呈全球性流行,不同性别、年龄、种族人群均对 HCV 易感。但是,由于 HCV 感染具有隐匿性,多数感染者并不知道已感染 HCV,因此,全球确切的慢性丙肝发病率尚不清楚。2006 年全国血清流行病学调查显示,我国 1～59 岁人群抗-HCV 阳性率为 0.43%,在全球范围内属 HCV 低流行地区,由此推算,我国一般人群 HCV 感染者约有 560 万例,如加上高危人群和高发地区的 HCV 感染者约有 1000 万例。

全国各地抗-HCV 阳性率有一定差异,以长江为界,北方抗-HCV 阳性率(0.53%)高于南方(0.29%)。抗-HCV 阳性率随年龄增长而逐渐上升,1～4 岁组抗-HCV 阳性率为 0.09%,50～59 岁组抗-HCV 阳性率升至 0.77%。男女间无明显差异。

(3)丙肝的传播途径有哪些?

丙肝常见传播途径见图 1-6。

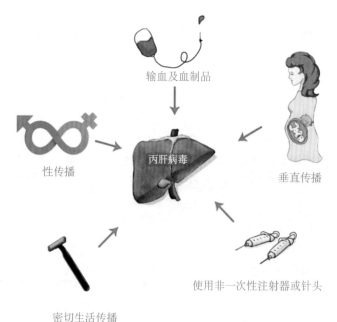

图 1-6　丙肝的传播途径

1)输血及血制品:经输血传播 HCV 曾经是导致输血后肝炎的主要原因。我国自 1993 年开始对献血人员筛查抗-HCV,2015 年开始对抗-HCV 阴性献血人员筛查 HCV RNA(HCV 核糖核酸),经输血和血制品传播丙肝已很少发生。

2)经破损的皮肤和黏膜传播:这是目前丙肝最主要的传播方式,包括使用非一次性注射器和针头、未经严格消毒的口腔科器械、内镜、侵袭性操作和针刺等;在某些地区,因静脉注射毒品导致 HCV 传播占 60%~90%;共用剃须刀、牙刷,文身和穿耳洞等也是 HCV 潜在的传播方式。

3)生活密切接触:有部分 HCV 感染者没有明确的输血及血制品注射史,推测可能与家庭生活中密切接触有关。

4)性接触传播:与 HCV 感染者性接触和有多个性伴侣者,其感染 HCV 的危险性较高。同时伴有其他性传播疾病者,特别是感染人类免疫缺陷病毒(human immunodeficiency virus,HIV)者,其感染 HCV 的危险性更高。

5)垂直传播:围生期 HCV 传播是垂直传播的主要途径。

(4)如何明确是否感染上丙肝? HCV RNA 定量和肝功能检查有何意义?

抗-HCV 检测可用于 HCV 感染者的筛查。HCV RNA 定量可反映病毒复制的活跃程度,并可作为抗病毒治疗的依据。肝功能检查主要反映肝脏的功能,如肝细胞的损伤、肝脏分泌和排泄功能、肝脏合成储备功能、肝脏纤维化和硬化等。

(5)HCV 的基因型如何分布?

在我国,HCV 基因型以 1b 型和 2a 型较为常见,其中以 1b 型为主(56.8%),其次为 2 型(24.1%)和 3 型(9.1%),基因型 4 型和 5 型非常少见,6 型相对较少(6.3%);在我国西部和南部地区,1 型比例低于全国平均比例,西部地区的 2 型和 3 型比例高于全国平均比例,南部(包括中国香港和澳门地区)和西部地区,3 型和 6 型比例高于全国平均比例。混合基因型少见(约 2.1%),多为基因型 1 型混合 2 型。我国 HCV 感染者白介素(IL)28B 基因型以 rsl2979860CC 型为主(84.1%),而该基因型对聚乙二醇干扰素(pegylated interferon-α,Peg-IFN-α)联合利巴韦林抗病毒治疗应答较好。

(6)丙肝的治疗方法有哪些?

目前治疗丙肝的方法有:长效干扰素(如 Peg-IFH-α)联合利巴韦林、直接抗病毒药物(direct antivial agents,DAA)。DAA 治疗有效率高,根据不同的基因型,有效率最高接近 100%,但仍需要越早治疗越好,避免病情进展至肝硬化阶段。

(7)HCV RNA 阳性,如果不治疗会怎么样?

HCV RNA 阳性患者如果不治疗,则肝脏损伤不能得到有效控制,持续受损,进而发展为肝纤维化、肝硬化,甚至肝癌;另外,还可以引起其他器官的功能损伤,如免疫系统、肾脏等。HCV RNA 阳性者是传染源,如果不及时治疗,有可能传染给周围的亲人、朋友等。

(8)为什么机体已清除 HCV RNA,但抗-HCV 还能检测出来?

经过治疗后 HCV RNA 阴性,已经获得病毒持续应答,抗-HCV 阳性仅代表过去感染过丙肝。

9. 病毒性肝炎与肝硬化之间有何关系?

引起肝硬化的原因很多,在国外,特别是北美、西欧地区,酒精性肝硬化最多见,而在国内则以乙肝所致的肝硬化最为常见,丙肝和丁型病毒性肝炎也可以发展成肝硬化。急性和亚急性肝炎如有大量肝细胞坏死和纤维化,可以直接演变成肝硬化,但更多会演变为慢性肝炎。病毒的持续存在是演变为肝硬化的主要原因。从病毒性肝炎发展至肝硬化的病程,可以短至数月,也可以长达 20～30 年。乙肝和丙肝的重叠感染常可加速肝硬化的发展。

10. 病毒性肝炎的护理要点有哪些?

(1)隔离:采用接触隔离,患者食具、用具和洗漱用品应专用,患者排泄物、分泌物应经消毒后弃去。

(2)减少活动:急性肝炎、慢性肝炎活动期、重症肝炎应卧床休息,以降低机体代谢率,增加肝脏的血流量,减轻肝脏负担,缓解肝淤血,有利于肝细胞恢复。恢复期时可以做适度的运动,以散步为主,以不感到疲劳为度。

(3)保持营养供给:饮食以清淡、易消化、富含维生素的食物为主,少食多餐,避免暴饮暴食,多吃蔬菜、水果,避免进食坚硬、油炸、辛辣等食物,禁饮酒。

(4)病情观察:①胃肠道症状,观察患者的食欲,有无恶心、呕吐、腹胀、腹泻等症状,及时调整饮食;②黄疸,观察皮肤、巩膜黄疸程度,有无皮肤瘙痒、排灰白便等;③出血,观察有无出血倾向,如牙龈、鼻腔出血,呕血及便血等。

(5)对症护理:①保持皮肤清洁,及时修剪指甲,避免抓挠引起皮肤破损;皮肤已破损者应注意保持局部清洁、干燥,预防感染;沐浴时避免使用碱性或刺激性的洗浴用品,保持皮肤清洁、滋润,可适当涂抹润肤乳;穿柔软、宽松衣物,常换洗,保持床单位平整清洁、干燥;胆盐沉积引起皮肤瘙痒者,可给予局部涂抹止痒药膏,也可口服抗组胺药。②减少出血,用软毛牙刷刷牙,男性改用电动剃须刀,防止损伤皮肤、黏膜;行侵袭性操作后延长按压时间,直至局部不出血;活动时宜慢,避免磕碰。

(6)减轻焦虑:患者容易产生紧张、焦虑、抑郁、悲观等不良情绪,应对患者进行心理疏导,告知不良情绪会影响机体免疫力,使其正确对待疾病,有利于恢复。

(7)用药护理:严格遵医嘱服药,不得随意减量或停药;观察抗病毒药物治疗不良反应,有无流感样症状、食欲缺乏、骨髓抑制等症状,如有异常,及时就医。

11. 什么是酒精性肝病？

（1）酒精性肝病的定义是什么？

酒精性肝病是由于长期大量饮酒导致的肝脏疾病。初期通常表现为脂肪肝，进而可发展成酒精性肝炎、肝纤维化和肝硬化；严重酗酒时可诱发广泛肝细胞坏死，甚至肝衰竭。

（2）酒精性肝病的危险因素有哪些？

影响酒精性肝损伤进展或加重的因素有很多，目前，国内外研究已经发现的危险因素主要包括饮酒量、饮酒年限、酒精饮料品种、饮酒方式、性别、种族、肥胖、肝炎病毒感染、遗传因素及营养状况等。

1）根据流行病学调查资料，乙醇（酒精）所造成的肝损伤有阈值效应，即达到一定饮酒量或饮酒年限，肝损害风险就会大大增加。

2）酒精饮料品种较多，不同的酒精饮料对肝脏所造成的损害也有差异。饮酒方式也是酒精性肝损伤的一个危险因素，空腹饮酒较伴有进餐的饮酒方式更易造成肝损伤。

3）女性对酒精介导的肝毒性更敏感，与男性相比，更小剂量和更短的饮酒期限就可能出现更重的酒精性肝病。饮用同等量的酒精饮料，男女血液中酒精水平有明显差异。并不是所有的饮酒者都会出现酒精性肝病，这只是发生在一部分人群中，说明同一地区群体之间还存在着个体差异。

4）酒精性肝病病死率的升高与营养不良的程度相关。维生素 A 缺乏或维生素 E 水平的降低也可能加重肝损害。富含多不饱和脂肪酸的饮食可促进酒精性肝病的进展，而饱和脂肪酸可对酒精性肝病起保护作用。肥胖或体重超标可增加酒精性肝病进展的风险。

5）肝炎病毒感染与酒精对肝脏损害起协同作用，在肝炎病毒感染基础上饮酒，或者在酒精性肝病基础上并发 HBV 或 HCV

感染,都可加速肝脏疾病的发生和发展。

(3)酒精性肝病的临床诊断标准是什么?

酒精性肝病的诊断首先要了解患者的饮酒量、饮酒史,至少需要满足以下条件:有长期饮酒史,一般超过 5 年,折合乙醇(酒精)量男性每天≥40 g,女性每天≥20 g,或者 2 周内有大量饮酒史,折合乙醇量每天>80 g;其次还应注意性别、遗传易感性等因素的影响。

酒精量换算公式:g=饮酒量(ml)×酒精含量(%)×0.8。

简单地说,一名男性饮酒 5 年以上,平均每天饮 50 度的白酒100 ml,就可以达到以上标准。

酒精性肝病的临床表现没有特异性,既可以没有症状又可能伴有右上腹胀痛、食欲缺乏、乏力、体重减轻、黄疸等其他类型肝病会出现的症状,随着病情加重,可出现肝掌、蜘蛛痣和神经精神症状等表现。

酒精性肝病的诊断是一个排他性诊断,即需要排除嗜肝病毒感染,以及药物、中毒性肝损伤和自身免疫性肝病等其他因素,结合饮酒量、临床表现、实验室检查结果及影像学特点,才能做出诊断。

(4)酒精性肝病的治疗原则是什么?

酒精性肝病的治疗原则:戒酒和营养支持,减轻酒精性肝病的严重程度,改善已存在的继发性营养不良和对症治疗酒精性肝硬化及其并发症。其中戒酒是最重要的治疗措施,任何药物治疗都不能取代这一点。

严重酒精性肝硬化患者可考虑肝移植,但要求患者在行肝移植术前戒酒(3~6 个月),且其他脏器无严重酒精性损害。

(5)经过治疗病情稳定后,是否可以继续饮酒?

常有酒精性肝病的患者问医生:"我戒酒几个月了,现在肝功能也恢复正常了,是不是可以继续喝酒了?"答案是否定的,这种想法是错误的。因为酒精性肝病,尤其是酒精性肝硬化患者的肝脏结构已经发生了某种程度上不可逆的变化,类似被挤压的蜂巢,这种情况下让它恢复原状已属不易,当然不能再给它施加压力。

还会有患者问:"我是不是可以少喝点？或者喝点红酒、啤酒?"其实患者不用问医生,自己心里也会有答案,这当然也不行。前面提到,酒精性肝病的发生具有个体差异性,饮酒的人并非都会发生酒精性肝病。但酒精性肝病或酒精性肝硬化的患者,其个体必然对酒精敏感,所以这类患者是绝对不能继续饮酒的。

(6)酒精戒断综合征的概念、临床表现及治疗措施有哪些?

1)概念:酒精戒断综合征是指长期、大量饮酒的酒精依赖患者在突然中断饮酒或减少酒精摄入量时出现的各种以精神障碍或自主神经功能紊乱为主要表现的综合征,再次饮酒可使症状迅速缓解。此类患者均有长年反复饮酒史,因某些疾病或意外事件被迫中断饮酒后 6～24 小时发病。

2)临床表现:包括焦虑,恶心、呕吐等胃肠不适的症状,癫痫发作是其最常见的表现。全身性癫痫发作通常不止一次,但癫痫持续状态并不常见。此外,谵妄、幻觉亦是常见且严重的戒断症状。酒精戒断综合征诱发因素包括过度劳累、情绪低落、营养不良及其他身体疾病。

3)酒精戒断综合征的治疗目的:主要包括减轻酒精戒断症状,提供安全的戒断使患者不依赖饮酒,提供人道的戒断以保护患者的尊严,为戒断后的进一步治疗做准备。

(7)马德龙综合征的概念和临床表现有哪些?

马德龙综合征(Madelung syndrome)又称为良性对称性脂肪瘤病(benign symmetrie lipo-matosis,BSL),是一种少见的脂肪代谢异常性疾病。几乎所有患者都有长期酗酒史,因此,长期饮酒是该病的诱因。马德龙综合征早期没有症状,之后逐渐出现吞咽困难(脂肪组织与食管粘连),转颈困难,颈部、咽喉部或纵隔内器官疼痛,睡眠呼吸暂停综合征等。敏感性、机动性和自发性神经病变(类似于糖尿病末梢神经炎的症状),主要是慢性酒精摄入导致的神经脱髓鞘和轴突萎缩。病史较长者还会对喉部器官产生压迫,导致呼吸困难。典型的体征为与蜘蛛痣分布相似区域出现对称性脂肪沉积,或者胸部夸张的女性外观,也有描述为"马颈""驼峰背""大力水手"等(图 1-7)。

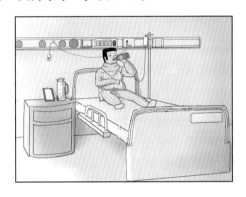

图 1-7　马德龙综合征典型体征

二、肝硬化的基础知识

1. 什么是肝硬化? 如何判定肝脏的硬化程度?

肝硬化是一种由不同病因引起的慢性进行性弥漫性肝病。病理特点为广泛的肝细胞变性坏死、再生结节形成、纤维组织增生,正常肝小叶结构破坏或假小叶形成。临床主要表现为肝功能损害和门静脉高压,可有多系统受累,晚期常出现消化道出血、感染、肝性脑病等严重并发症。

一般将肝脏的质地(图 1-8)分为三级:质软、质韧(中等硬)和质硬。正常肝脏质地柔软,触之如噘起的口唇;急性肝炎及脂肪肝时肝脏质地稍韧,慢性肝炎及肝淤血时质韧触之如鼻尖(中等硬);肝硬化时肝质硬,肝癌者肝质地最坚硬,触之如额头。

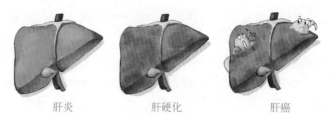

肝炎　　　　　肝硬化　　　　　肝癌

图 1-8　肝脏质地变化

2. 肝硬化的病因主要有哪些?

引起肝硬化的常见病因(图 1-9):HBV 和 HCV 感染;酒精性肝病;非酒精性脂肪性肝病;自身免疫性肝病,包括原发性胆汁性肝硬化(原发性胆汁性胆管炎)、自身免疫性肝炎和原发性硬化性胆管炎等;遗传、代谢性疾病;药物或化学毒物等;寄生虫感染;循环障碍;不能明确病因的肝硬化。

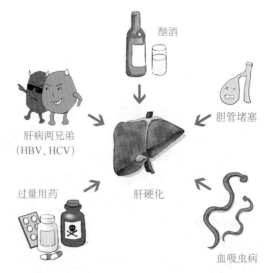

图 1-9　肝硬化的常见病因

注:HBV. 乙型肝炎病毒;HCV. 丙型肝炎病毒。

3. 肝硬化的发生率是多少?

(1)未经抗病毒治疗的乙肝患者,肝硬化的年发生率为2%～10%。

(2)感染 HCV20 年的丙肝患者其肝硬化的发生率为5%～15%。

(3)酒精性肝炎进展的影响因素较多,存在个体差异。

(4)非酒精性脂肪性肝炎患者 10～15 年肝硬化发生率高达15%～25%。

4. 肝硬化的发病机制是什么?

肝硬化的发病机制见图 1-10。

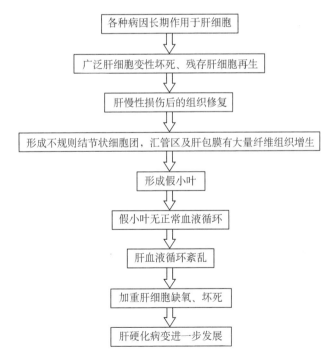

图 1-10　肝硬化的发病机制

5. 腹部超声检查后为什么医师还要求做腹部计算机体层成像或磁共振成像检查？

（1）超声检查可以明确肝脏、脾脏的形态，肝内重要血管情况及肝内有无占位性病变等，其操作时间短，检查费用低，没有辐射，常作为各种肝病的首选检查方法，但超声检查对于部分肝占位性病变不能鉴别良、恶性，且检查结果容易受仪器设备、解剖部位、操作者的技术和经验等因素的影响，因此，对于超声检查不能明确诊断的病例应进一步检查。

（2）计算机体层成像（computer tomography，CT）检查也可以明确肝脏、脾脏的形态，肝内重要血管情况及肝内有无占位性病变等，而且通过动态增强扫描可以进一步判断占位性病变的性质，有助于肝硬化的诊断及肝癌的早期发现，而对于肝炎，CT 诊断检查价值不大。另外，CT 具有辐射性，妊娠期患者不宜进行该项检查。

（3）磁共振成像（magnetic resonance imaging，MRI）的优点是无放射性辐射，组织分辨率高，对肝脏的组织结构变化，如出血、坏死、脂肪变性及肝内结节的显示和分辨率优于 CT 和超声。动态增强多期扫描及特殊增强剂显像对鉴别良、恶性肝内占位病变优于 CT。MRI 的缺点是作为影像学诊断，很多病变仅凭 MRI 结果仍难以确诊，而且检查费用较高。

三、肝硬化的临床表现

1. 肝硬化的临床表现有哪些？

临床上根据是否出现腹水、上消化道出血或肝性脑病等并发症，将肝硬化分为代偿期和失代偿期肝硬化，临床表现见图 1-11。

（1）代偿期肝硬化：早期无症状或症状较轻，以乏力、食欲差、低热为主要表现，可伴有腹胀、恶心、厌油腻、上腹隐痛及腹泻等。症状常因劳累或伴发病而出现，经休息或治疗后可缓解。

（2）失代偿期肝硬化：主要为肝功能减退和门静脉高压所致的全身多系统症状和体征。

1）肝功能减退的临床表现：①全身症状。乏力、精神不振、营养状况较差。②消化道症状：食欲减退、腹胀、腹泻、腹痛。③出血和贫血。鼻出血、牙龈出血、皮肤黏膜瘀点、瘀斑或出血点。④内分泌失调。性功能减退、不孕不育、男性乳房发育、毛发脱落、月经失调、闭经等。部分患者可出现蜘蛛痣、肝掌。

2）门静脉高压的临床表现：脾大、侧支循环的建立和开放、食管胃静脉曲张、腹壁静脉曲张、腹水等。

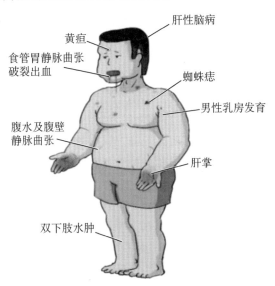

图 1-11 肝硬化的临床表现

2. 肝病患者的脸色为什么晦暗或发黑？肝病面容的特点是什么？

面色晦暗多数是因为肝硬化患者长期处于肝功能失常状态，

肝脏功能无法良好地发挥作用,导致患者的肝脏对体内雌激素的灭活产生障碍,血液中的雌激素不断积累,而增多的雌激素会引起体内硫氨基对酪氨酸酶的抑制作用减弱,使酪氨酸转变为黑色素的量增多,导致患者的皮肤颜色加深,皮肤、面色黝黑。

另外,慢性肝病患者内分泌功能紊乱,影响色素代谢,导致色素在皮肤沉积;肝硬化患者同时合并肾上腺功能减退,肝脏不能代谢垂体前叶分泌的促黑素细胞激素(促黑素),促使黑色素分泌增加。

肝病面容的特点包括面部皮肤色泽逐渐变暗、发黑、没有光泽、弹性差干燥、粗糙,甚至出现"古铜色"面容;有的患者眼周围灰暗尤其明显,有点像"熊猫眼";有的患者颜面部或鼻尖部出现细小的毛细血管扩张,如纤细的网格,多见于慢性肝炎和肝硬化的患者。

3. 肝硬化患者为什么会出现牙龈出血? 如何预防?

(1)牙龈出血的原因:肝硬化患者肝功能减退,使肝脏合成的凝血因子减少,导致凝血功能下降;另外,脾大、脾功能亢进,脾可以"吃"掉大量血小板,导致血小板减少。

(2)预防牙龈出血的方法

1)养成良好的口腔卫生习惯,早晚刷牙,避免使用硬毛牙刷或刷牙时用力过度,应使用软毛牙刷,正确的刷牙方法是竖着刷牙,用力适当,以防刺激牙龈造成出血。

2)勤漱口,三餐后和睡前用清水漱口,如有口腔异味、白斑、溃疡或口干,建议针对性地使用淡盐水、3%碳酸氢钠漱口液或生物多糖抗菌含漱溶胶液(漱泰等)等(表1-2)含漱,以缓解口腔不适。

3)禁止使用牙签剔牙,建议使用牙线,因为牙签尖端较为尖锐、无韧性,容易损伤牙龈,引起牙龈出血,不仅使细菌趁机而入引起牙龈炎,而且对于凝血功能不佳的患者,不易止血。

4)平时摄入清淡饮食,不宜进食生冷刺激、辛辣油腻等食物,适当补充富含维生素C的新鲜水果,如橙子、猕猴桃等。

表 1-2　口腔护理常用漱口溶液及其作用

溶液名称	浓度	作用
氯化钠溶液	0.9%	清洁口腔、预防感染
过氧化氢溶液	1%～3%	遇有机物时生成新生氧,抗菌除臭
硼酸溶液	2%～3%	酸性防腐剂,抑菌
碳酸氢钠溶液	1%～4%	碱性药剂,用于真菌感染
呋喃西林溶液	0.02%	清洁口腔,广谱抗菌
甲硝唑溶液	0.08%	用于厌氧菌感染
生物多糖抗菌含漱溶胶液(漱泰等)	—	缓解口干,治疗口腔溃疡
中药漱口液(金银花、野菊花)	—	清热、解毒、消肿、止血、抗菌

注:—. 无内容。

4. 肝硬化伴高黄疸患者为什么会皮肤瘙痒? 在护理上应注意哪些方面?

皮肤瘙痒是黄疸患者常见症状之一,引起皮肤瘙痒的主要原因是血液中的胆汁酸盐刺激皮肤末梢感觉神经所致。加之肝硬化患者皮肤干燥、粗糙、弹性差,因此,在平时生活中应做到以下4点。

(1)修剪指甲,勿抓挠皮肤,以免抓破皮肤,致皮肤破溃造成继发感染。

(2)穿着棉质、柔软、宽松衣物,勤换洗内衣裤,保持床单位清洁、松软、平整、干燥,以减少对皮肤的刺激。

(3)沐浴时应注意水温不可过高,避免使用肥皂等碱性或有刺激性的皂液和沐浴液,浴后全身涂抹柔和的润肤品,保持皮肤滋润。

(4)皮肤瘙痒难忍时可用指腹摩擦,缓解不适;严重者可给予炉甘石、液体敷料或其他止痒药膏外涂,也可遵医嘱口服马来酸氯苯那敏片等药物止痒(图1-12)。

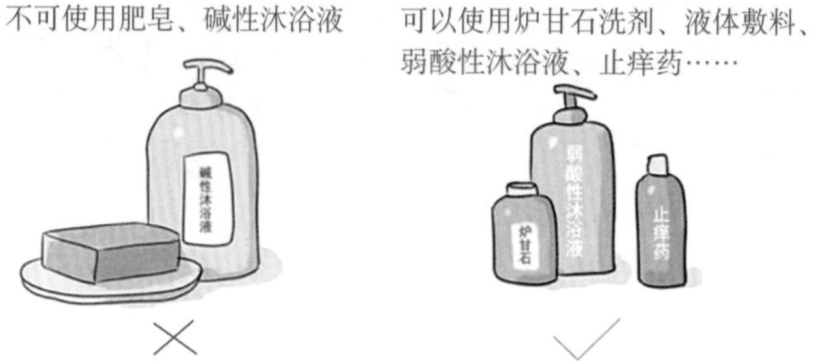

不可使用肥皂、碱性沐浴液　　可以使用炉甘石洗剂、液体敷料、
弱酸性沐浴液、止痒药……

图 1-12　肝硬化患者皮肤清洁宜与忌

5. 肝硬化常见并发症有哪些?

(1)腹水:是肝硬化最常见的并发症,一旦出现腹水,1年病死率约15%,5年病死率为44%~85%。最基本的始动因素是门静脉高压和肝功能不全。腹水的出现不仅使患者感到腹胀等不适,也会使感染、出血、肾功能不全等的发生率升高。

(2)上消化道出血:为食管和胃静脉曲张破裂出血所致,是本病最严重、最致命的并发症。常因恶心、呕吐、咳嗽、负重等使腹内压突然升高,或者因进食粗糙食物导致机械性损伤、胃酸反流腐蚀损伤黏膜时,引起突然大量的呕血或黑粪,严重者可导致失血性休克或诱发肝性脑病。

(3)感染:由于患者抵抗力低下、门腔静脉侧支循环开放等因素,增加了病原体入侵繁殖的机会,易并发感染,如自发性细菌性腹膜炎(spontaneous bacterial peritonitis,SBP)、肺炎、胆道感染、革兰氏阴性杆菌败血症等。

(4)肝性脑病:又称"肝昏迷",是晚期肝硬化的严重并发症,也是肝硬化患者常见死亡原因之一。

（5）原发性肝癌：10%～25%的肝硬化患者可发生原发性肝癌。若肝硬化患者短期内病情迅速恶化，肝脏进行性增大，出现原因不明的持续性肝区疼痛或发热，腹水增多且为血性等，应考虑并发原发性肝癌。

（6）肝肾综合征：又称"功能性肾衰竭"，是肝硬化终末期最常见且最严重的并发症。临床表现为少尿或无尿、氮质血症、稀释性低钠血症和低尿钠，但肾脏无明显器质性损害。

（7）电解质和酸碱平衡紊乱：患者出现腹水及其他并发症后电解质和酸碱平衡紊乱更加明显，如低钠血症、低钾血症、低氯血症、代谢性酸或碱中毒。

（8）肝肺综合征：临床表现为低氧血症和呼吸困难。

（9）门静脉血栓形成：表现为腹胀、剧烈腹痛、呕吐、上消化道出血、休克，脾脏迅速增大、腹水加速形成，且常诱发肝性脑病。

四、肝硬化的治疗与护理

1. 现有的抗乙肝病毒药物有哪几类？用药时应注意什么？育龄期患者应注意什么？

（1）分类：抗乙肝病毒药物主要包括两大类。

1）干扰素类：包括普通干扰素和长效干扰素，适用于慢性乙肝，不推荐肝硬化患者使用，失代偿期肝硬化患者禁用。

2）核苷（酸）类药物：已上市的包括恩替卡韦（ETV）、富马酸替诺福韦酯（TDF）、富马酸丙酚替诺福韦（tenofovir alafenamide，TAF）、阿德福韦酯（adefovir dipivoxil，ADV）、替比夫定（LdT）、拉米夫定（LAM）等。《中国慢性乙型肝炎防治指南（2022 年版）》将 ETV、TDF 及 TAF 作为优先推荐的核苷（酸）类似物，对于慢性肾病患者、肾功能不全或接受肾脏替代治疗的患者，推荐 ETV、TAF 或替比夫定作为一线抗 HBV 药物，尽可能避免应用 ADV或 TDF。

（2）注意事项

1）首选药物：ETV、TDF 或 TAF。

2）用药期间应监测肝肾功能、乙肝五项、乙肝 DNA，警惕耐药的发生；根据不同的药物来选择性监测血清肌酐、肌酸激酶、血磷和乳酸等。

3）口服 ETV 应警惕乳酸酸中毒的发生；口服 TDF 应警惕肾功能不全和低磷性骨病；口服 ADV 应警惕肾功能不全和低磷性骨病，特别是范可尼综合征的发生；口服替比夫定应警惕肌炎、横纹肌溶解、乳酸酸中毒的发生。

4）提高治疗依从性：包括用药剂量、使用方法、是否有漏用药物或自行停药、自行减量、自行延长服药间隔时间等情况，确保患者已了解随意停药可能导致的风险。

5）肝硬化患者建议终身服药。

（3）对于有生育要求，且具有抗病毒治疗指征的肝硬化患者在与其充分沟通并权衡利弊后，可使用妊娠 B 级药物 TDF 或替比夫定抗病毒治疗。有肝硬化的女性患者，其早产、自发性流产及母体和胎儿的病死率均升高，特别是静脉曲张破裂出血的风险及相关病死率显著升高，应充分评估病情，权衡利弊。

2. 肝硬化需要终身服药吗？

药物治疗是一个长期过程，很多患者没有足够的心理预期，久而久之服药的依从性降低，甚至自行停药。以慢性乙肝引起肝硬化的诊治为例，有报道指出，当患者自行停用抗病毒药物时，会导致病毒复制迅速增加，甚至出现耐药，诱导过度免疫反应而发生严重肝细胞损伤，导致肝衰竭的发生。因此，患者需了解随意停药可能导致的风险，严格遵照医嘱服药，慢性乙肝引起的肝硬化切勿擅自换药、停药（图 1-13）。

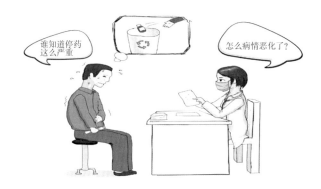

图 1-13　肝硬化患者切勿擅自换药或停药

3. 肝硬化患者常用药物是否有合理的服药时间?

肝硬化患者常用药物的服药时间要遵照该药物说明书或主治医师的要求。为确保药物的最佳疗效或避免不同药物间的相互影响,有些药物有特定的服用时间要求,有些药物则没有特殊要求。例如,CHB 相关肝硬化患者服用抗乙肝病毒药物 ETV 的服药时间为两餐之间。

由于不少肝硬化患者同时伴有其他慢性疾病,如高血压、糖尿病等,需要同时服用其他药物,这里就简要介绍一下常见伴发疾病所需药物的服用要求。

(1)抗高血压药:人的血压在 24 小时内大多呈"两峰一谷"的波动状态,即 9:00—11:00 和 16:00—18:00 最高,而 18:00 开始缓慢下降,至次日 2:00—3:00 最低,因此,高血压患者最好在血压自然升高的 2 个高峰前 30 分钟服用。

(2)抗消化性溃疡药:雷尼替丁、法莫替丁等 H_2 受体拮抗药餐前餐后服用均可;奥美拉唑、泮托拉唑、雷贝拉唑等质子泵抑制剂宜餐前或空腹时服用;枸橼酸铋钾等铋剂宜在两餐之间或晚上睡前服用;磷酸铝凝胶在治疗胃溃疡时宜饭前 30 分钟服用,十二指肠溃疡者宜饭后 3 小时及疼痛时服用。

（3）调节血脂药：调节血脂药晚上睡前给药治疗效果要比白天给药效果更好，如辛伐他汀、普伐他汀等。

（4）收敛药：收敛药具有收敛、保护、吸附作用，饭前服用利于改善症状。此类药物有鞣酸蛋白、蒙脱石散。

（5）镇吐药：镇吐药饭前服用能发挥药效、缓解症状，如山莨菪碱、异丙嗪、甲氧氯普胺等。

（6）促进胃肠动力药：使用促进胃肠动力药时宜在饭前服用，以增加胃肠蠕动，如多潘立酮、莫沙必利等。

（7）铁剂：铁剂在傍晚服用要比早上服用吸收率增加 2 倍，而铁盐对胃肠道有刺激，且必须在胃酸作用下才易吸收，因此以晚饭后 30 分钟口服为宜。

4. 哪些药物容易引起药物性肝损伤？

口服的大多数药物都需要经过肝脏进行代谢。长期服用或盲目使用某种或几种药物都可能引起药物性肝损伤。常见于各类处方或非处方的化学药物、生物制剂、传统中药、天然药、保健品、膳食补充剂及其代谢产物乃至辅料，如抗生素、解热镇痛药、中药、保健品、减肥药等。

因此，必须在医师指导下服用药物，尽量避免乱服药，以免不同药物间产生交互作用，从而严重影响肝脏对药物的代谢能力。

5. 肝硬化患者能否服用灵芝、甲鱼、人参等？

肝硬化患者（除自身免疫性肝病）可适当服用灵芝，灵芝有调节免疫、养心安神等作用，能促进肝脏对药物、毒物的代谢，还可消除头晕、乏力、恶心、肝区不适等症状，但肝病患者忌食人参、红参、甲鱼等食物，因该类食物属于热补，有活血功效，会导致谷丙转氨酶升高、肝功能波动。

6. 肝硬化可以逆转吗?

慢性肝病为慢性进展性疾病,病情大多会沿着"慢性肝炎→肝纤维化→肝硬化"发展。通常情况下,由于病毒、乙醇、药物等因素导致正常肝细胞发生炎症、坏死后,人体就要动用各种机制去修复,就像伤口愈合过程一样,轻度炎症很快就能修复,表面上什么痕迹也不会留下。但是长期反复的炎症,就会逐渐留下瘢痕,形成肝纤维化,长此以往,越来越多的瘢痕使正常的肝脏结构发生明显变化,就会形成大大小小的硬结,这就是肝硬化结节。

如果肝硬化的程度尚不严重、病因得到有效的控制,经过治疗,有些患者肝硬化的程度的确会有所减轻,甚至原来出现少量腹水等并发症的患者腹水消失、病情稳定;脾脏也有所回缩,脾功能亢进的症状减轻,血小板、白细胞计数上升。

如果肝硬化程度已比较严重,通过影像学检查发现,肝脏缩小及结节形成非常明显,且肝脏各项功能发生了严重改变,食管胃静脉明显曲张,甚至出现腹水、肝性脑病等并发症,这时从结构上要想逆转就非常难了。此期的治疗重点以预防并发症为主。因此,治病要"治根"。就像刀伤,总是用刀反复划伤皮肤,即使用再多的止血药还是会继续发炎、结疤,治疗必须从源头解决问题。严格抗病毒、戒酒、避免再次使用可疑肝损害药物等。同时,也要标本兼治。肝纤维化、肝硬化的基础是慢性炎症,因此,一定要在病因治疗的基础上,尽最大努力控制好炎症,让肝功能维持稳定。炎症控制以后,可以应用抗纤维化的药物,如复方鳖甲软肝片、扶正化瘀胶囊、和络舒肝片等疗效比较确切可以逆转肝纤维化的药物。这些中药成分可以起到软坚散结的作用,对早期肝硬化或肝纤维化的治疗有良好的疗效。

7. 哪些生活习惯最伤肝?

肝脏在承担人体重大消化和解毒任务的同时,也是一个脆弱的器官,俗话说"养肝就是养命",即使是轻度的肝脏损伤也可能危及生命,因此一定要重视。

(1)睡眠不足:晚间 23:00—03:00 是肝脏进行修复和解毒工作的最佳时间,保证每晚 7~8 小时的睡眠可以使肝脏得到放松及修复。经常熬夜不仅导致睡眠不足,使身体抵抗力下降,还会严重损害肝脏功能。因此"晚睡族"应尽量调整作息时间,最好每天 23:00 前入睡(图 1-14)。

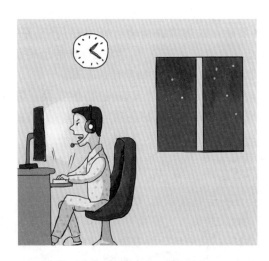

图 1-14　肝硬化患者忌睡眠不足

(2)暴饮暴食:吃太多食物会使体内热量过剩,引起肥胖,诱发脂肪肝,还会加重肝脏负担。因此,千万不要暴饮暴食(图 1-15),饮食要规律,少量多餐。

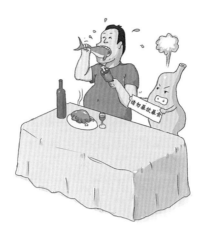

图 1-15 肝硬化患者忌暴饮暴食

（3）盲目用药：多数药物需要经过肝脏解毒，长期服用或盲目使用药物，会加重肝脏的负担，导致肝脏损害，引起急性药物性肝损伤。这些药物包括抗菌药物、解热镇痛药、中药、保健品、减肥药、秘方药等。因此，必须严格遵照医嘱，在医师的指导下服药；应避免随意服药物，以免不同药物间产生交互作用，从而影响肝脏对药物的代谢能力（图 1-16）。

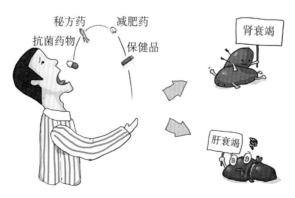

图 1-16 盲目用药会导致肝肾衰竭

（4）饮酒：乙醇 90% 以上在肝脏内代谢，进入肝细胞后经氧化为乙醛、乙酸，乙醇和乙醛均可直接刺激、损害肝细胞，使肝细胞发生脂肪变性、坏死、纤维组织增生，最终导致肝炎、肝硬化、肝癌。研究表明，长期大量饮酒或短期酗酒可导致酒精性肝病。因此，对于酒精性肝病患者而言戒酒很关键。

（5）吸烟：香烟中含有的尼古丁、焦油等有害物质会加重肝脏的负担，影响肝脏的脂质代谢作用，引起氧化应激反应，导致细胞破坏、组织损伤，甚至纤维化、癌变；对于肝病患者，烟中有害物质会阻碍肝功能的恢复，使肝脏的供血、供氧不足，加快纤维化过程，诱发肝癌。因此，肝病患者不仅要戒酒，还要戒烟。

（6）吸毒：毒品可以直接或间接地损害肝脏，引起中毒性肝炎。使用不洁注射器或非一次性注射器，造成吸毒者感染乙肝、丙肝、艾滋病等传染病的风险明显增高，同时极易使这些传染病在人群中传播。

8. 肝硬化患者能否从事日常工作？在休息方面应该注意什么？

（1）肝硬化代偿期患者若无明显的精神倦怠、体力减退，可参加日常工作，工作性质宜简单、轻松、愉快，体力和脑力消耗较少，不宜加班。

（2）建议肝硬化失代偿期患者以卧床休息为主，卧床可明显增加肝脏血流量，有助于恢复肝功能，但长时间的卧床易引起消化不良、情绪不佳，故可尝试简单的家务劳动或散步，适当参加社会活动，满足其情感需求。建议活动量应循序渐进，以不加重疲劳感或其他症状为宜。

（3）在日常生活和工作中，建议做到劳逸适当（图 1-17）。

简单家务　　　　　　适当休息　　　　　适当社交

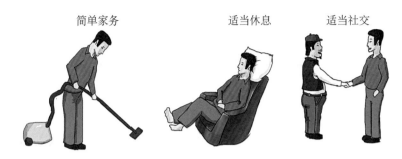

图 1-17　肝硬化患者宜劳逸适当

9. 在接触肝硬化患者时应如何做好手卫生?

肝硬化患者免疫功能低下,抵抗力弱,易并发呼吸系统、消化系统和泌尿系统感染,特别是有腹水的患者,可发生自发性细菌性腹膜炎。人每只手上的细菌数量有 40 多万个,这样一双"脏手"很容易成为医院交叉感染的媒介。因此,洗手是避免患者交叉感染,保护患者简单、有效、方便、重要的一种方法。

为了让大家养成洗手的好习惯,许多医院的病房门口放置了免洗手消毒液供患者及家属使用。居家的患者也应该常备肥皂、香皂、洗手液等清洁用品。七步洗手法见图 1-18,每个步骤至少20 秒。

10. 病区为什么要限制探视人数?

肝硬化患者机体抵抗力较弱,频繁的人员探视会在一定程度上升高院内感染及患者交叉感染的概率,因此,医院要严格限制探视人数。

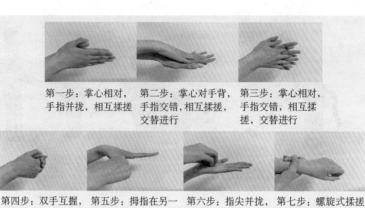

第一步：掌心相对，手指并拢，相互揉搓　　第二步：掌心对手背，手指交错，相互揉搓，交替进行　　第三步：掌心相对，手指交错，相互揉搓，交替进行

第四步：双手互握揉搓指背，交替进行　　第五步：拇指在另一只手掌中转动揉搓，交替进行　　第六步：指尖并拢，在另一只手心揉搓，交替进行　　第七步：螺旋式揉搓手腕，交替进行

图1-18　七步洗手法

11. 肝硬化患者及其家属在日常生活中应如何观察病情？

(1)肝硬化患者应保持大便通畅,并养成观察大便性状、颜色的良好习惯,观察有无黑色、柏油样、鲜红色或暗红色大便等。

(2)伴有腹水的肝硬化者,应注意准确记录好每天的尿量和饮水量,每天测体重及腹围,观察水肿消退情况,以判断腹水的消长。

(3)观察有无腹痛、腹泻、恶心、呕吐等胃肠道症状或发热,警惕腹膜炎的发生。

(4)肝硬化患者家属应注意观察患者的意识变化,有无行为异常、性格改变,以及记忆力、定向力、计算力是否下降,及时辨别肝性脑病早期症状。

(5)观察患者有无牙龈及鼻腔出血、皮肤有无出血点,如有上述症状,提示血小板数量减少、凝血功能下降,应及时就诊。

(6)观察有无恶心、心慌、胃部烧灼感、大便颜色变黑、血便等出血相关症状。

（7）观察有无四肢无力、少尿、食欲减退、视物模糊、抽搐等电解质紊乱相关症状。

12. 肝硬化患者的饮食原则是什么？

肝硬化患者总体的饮食原则是给予温软低脂饮食,避免进食辛辣刺激食物。对于失代偿期肝硬化患者,则应根据病情在专科医师的指导下,制定并实施更为个体化的膳食治疗方案。

肝硬化伴食管胃静脉曲张患者的饮食原则
"十二字方针"：主食粥化,辅食汤化,水果汁化。
"四大原则"：温软为优,坚硬为禁；清淡为好,油炸为忌；
　　　　　　慢食为宜,暴食为害；鲜食为妙,过食为弊。

---

13. 肝硬化患者为什么忌食饺子、包子等带渣带馅类食物？

食管胃静脉曲张患者胃部的血管壁变薄,犹如吹大的气球,容易被划破。饺子、包子皮不易消化,且有的包子馅和饺子馅内含粗纤维（如韭菜、大葱、芹菜）及带骨带刺（如小虾米、脆骨头、虾皮）食物,有的患者咀嚼次数少,无法将食物完全细化,机械性划破曲张的静脉,引起静脉破裂出血,因此肝硬化患者,尤其存在食管胃静脉曲张的患者,忌食饺子、包子等带渣带馅类食物。

14. 肝硬化患者为什么晚餐不宜吃过多的面食和甜食？

面食和甜食中的主要成分是糖类,易刺激人体胃酸分泌,而夜间人体迷走神经兴奋,可加快胃肠蠕动,使消化腺的分泌量增加,加重了胃肠道负担,且消化液易侵蚀食管静脉和胃静脉,进而增加出血的风险。因此,晚餐一定要清淡易消化,不要吃得过饱。

15. 肝硬化患者如何做好居家管理?

(1)规律饮食:饮食以清淡、温软、易消化的低脂食物为主,避免进食坚硬、粗糙、生冷、油炸、辛辣刺激的食物和不洁饮食,合理摄入蛋白质,可尽量多吃新鲜的蔬菜和水果;一定要戒烟酒。

(2)劳逸结合:不进行重体力劳动,避免劳累,可从事简单的家务劳动,适当参加社会活动,保持心情舒畅,避免情绪波动。

(3)按时服药:服用特殊药物,如抗病毒药物时,勿私自停药或更改剂量,以免加重病情;服用盐酸普萘洛尔片前应自我监测 1 分钟静息状态下的脉搏,如脉搏<50 次/分或出现头晕、血压下降等不适症状,应立即停药并及时咨询医师。

(4)自我病情观察:保持大便通畅并观察大便的颜色、性状和量;观察腹胀或双下肢水肿有无加重,食欲有无减退等。

(5)定期复查。

肝硬化患者居家管理见图 1-19。

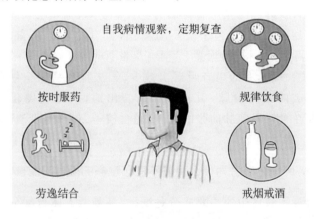

图 1-19　肝硬化患者居家管理

16. 肝病患者是否可以接种新型冠状病毒疫苗?

根据《慢性肝病、肝脏恶性肿瘤及肝移植患者新型冠状病毒疫苗接种快速指南》推荐意见,符合以下情况的慢性肝病患者,如无疫苗接种的其他禁忌证,可以接种新型冠状病毒疫苗。

(1)慢性肝病患者(包括慢性病毒性肝炎及各种非感染性慢性肝病患者),病情稳定、肝功能正常或基本正常。

(2)非急性发作期慢性肝病患者,包括代偿期肝硬化患者及病情稳定的失代偿期肝硬化患者(无急性食管胃静脉曲张破裂出血、肝性脑病、自发性细菌性腹膜炎及肝肾综合征等严重并发症)。

(3)正在接受药物治疗且病情控制良好的慢性肝病患者(如慢性乙型肝炎、慢性丙型肝炎、酒精性肝病、代谢相关脂肪性肝病、原发性胆汁性胆管炎、原发性硬化性胆管炎或自身免疫性肝炎等);在接种期间均不应该停药(包括治疗乙肝、丙肝的抗病毒药物等);但对于正在接受干扰素治疗者,接种的时间应与注射干扰素的时间相隔 2～3 天。

(4)病情稳定的肝脏恶性肿瘤患者;正在接受局部或全身治疗者也可接种,且不应中断当前治疗。

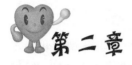

第二章

肝硬化常见并发症

第一节　腹　水

【案例】　钱先生,既往长期大量饮酒,2016年5月因"尿黄、眼黄、腹胀"就诊于北京市某医院,确诊为"酒精性肝硬化失代偿期合并腹水",经住院治疗半个月后好转出院。出院后仍然饮酒。2019年1月初,患者再次出现腹胀进行性加重,并逐渐出现腿肿、肚脐膨出及阴囊水肿,1月底出现发热、腹泻,前往社区医院就诊,后因病情危重转至该医院。入院全面检查后确诊为"酒精性肝硬化失代偿期合并腹水、自发性细菌性腹膜炎",给予抗感染、保肝、利尿、腹水超滤等综合治疗,20余天后好转出院。

一、腹水的基础知识

1. 肝硬化失代偿期患者为什么会出现腹水?

正常状态下人体腹腔内约有50 ml液体,对肠道起润滑作用。在任何病理情况下导致的腹腔内液量增加超过200 ml即为腹水。腹水的出现,是肝硬化进入失代偿期的主要标志之一。较重患者常伴有腹胀、食欲减退、双下肢水肿的症状,严重时甚至出现脐疝、阴囊水肿、胸腔积液等,多数患者经过系统治疗后腹水可以逐渐消退。

肝硬化腹水常是几个因素联合作用的结果。

(1)门静脉高压:是肝硬化腹水形成的主要原因及始动因素。肝硬化导致肝内血管变形、阻塞,门静脉血回流受阻,门静脉系统血管内压增高,毛细血管静脉端水压增高,使水分漏入腹腔。

(2)肾素-血管紧张素-醛固酮系统活性增强:是腹水形成和不易消退的主要原因。门静脉高压时静脉内血流量增加,中心血流量降低,因此,刺激肾脏醛固酮分泌过多,导致水钠潴留而加剧腹水形成。

(3)心房利尿钠肽、前列腺素等血管活性物质分泌增多或活性增强。

(4)低白蛋白血症:肝硬化后肝脏合成白蛋白的能力下降,导致血液中的白蛋白含量降低,血浆胶体渗透压下降,水会从血浆中漏入组织中,引起腹水和水肿。

(5)淋巴回流受阻:肝硬化时肝内血管阻塞,肝淋巴液生成增多,当回流的淋巴液超过胸导管的收集能力时,可引起腹水。

2.如何判断腹水的多少?

临床中常依据症状、体征、超声检查结果对腹水量进行分级(我国为分度),1级(轻度)是少量腹水,2级(中度)是中量腹水,3级(重度)是大量腹水。

(1)1级:只有通过超声检查才能发现的腹水。患者一般无腹胀表现,查体移动性浊音阴性;超声显示腹水位于各个肠间隙,深度小于3 cm。

(2)2级:患者常有轻—中度腹胀和对称性腹部隆起。查体移动性浊音阴性/阳性;超声显示腹水淹没肠管,但尚未跨过中腹,深度在3~10 cm。

(3)3级:患者腹胀明显,查体移动性浊音阳性,可有腹部膨隆甚至脐疝形成;超声显示腹水占据全腹腔,中腹部被腹水填满,深度>10 cm。

3. 肝硬化患者出现腹胀的原因是什么？出现腹胀该怎么办？

（1）腹胀原因：各种原因所致的腹水、腹腔内肿物、胃肠道功能紊乱、低钾血症、积气、积食或积粪等是引起腹胀的主要原因。患者进食后腹胀明显，特别是下午及晚餐后。

（2）腹胀的治疗和护理

1）饮食方面：养成良好的饮食习惯，避免暴饮暴食，可少量多餐，进食时细嚼慢咽，进食太快、边吃边说话等不良习惯会吞进大量的气体而引起腹胀。患者应避免进食产气多的食物，如牛奶、豆浆、汽水、面包、谷类、豆类等；避免摄入不易消化或过甜、过酸的食物及咖啡、浓茶等；适量进食含纤维的食物，病情允许的情况下适量喝酸奶，以调节肠道菌群。

2）适当活动：病情允许的患者，可下床活动、散步或适量做点家务，以促进肠道蠕动，保持大便通畅，消除腹部胀气。

3）对症处理：①腹部按摩。当患者病情允许时，可平卧位屈曲下肢，放松腹肌，先将双手互相摩擦，将右手温热的手掌平按于腹壁，左手叠在右手上，先沿着脐周顺时针方向环形掌揉 2～3 分钟，继而自右下腹开始按顺时针方向按摩，即右下腹→右上腹→左上腹→左下腹，按摩 10～20 圈，5～10 分钟，早、晚各 1 次。按摩宜在饭后 1 小时进行，力量适中，以不疲劳、无不适为度。②毛巾包裹热水袋热敷腹部。切记防烫伤（有食管胃静脉曲张的患者禁用此方法）。③小茴香盐包热敷脐部。小茴香性温、味辛，无不良反应，有温肝肾、理气和胃、助消化、调整胃肠的功能，在腹胀时可排除气体、散香镇痛。大粒海盐可治食停上脘、心腹胀痛、二便不通；茴香与大粒海盐结合应用，治疗腹胀效果颇佳。④麝香 1g＋安普贴外敷于脐部。肝硬化晚期，肠道内气体积聚可引起腹胀。麝香可活血、散结，挥发性较好，可很快进入肌肉，刺激胃肠道，促进胃肠道蠕动，以促进排气。使用麝香时应避免孕妇接触。

4）遵医嘱用药：如使用乳果糖、开塞露、二甲硅油散、西甲硅油乳剂、麻仁润肠丸等药物治疗。

4. 肝硬化患者出现水肿的原因有哪些? 水肿怎么分度? 出现双下肢水肿该怎么办?

(1)水肿的原因:肝脏损伤会影响白蛋白的合成,导致机体出现低蛋白血症,水肿首先会出现在身体低垂部位,双下肢水肿比较典型。

(2)水肿的分度:临床上根据水肿程度可分为轻度、中度、重度三度(表2-1)。

表2-1 水肿的程度及表现

轻度水肿	中度水肿	重度水肿
水肿仅发生于眼睑、眶下软组织、胫骨前、踝部皮下组织,指压后可出现组织轻度凹陷,平复较快	全身疏松组织均有可见性水肿,指压后可出现明显或较深的组织凹陷,平复缓慢	全身组织严重水肿,身体低垂部皮肤紧张发亮,甚至有液体渗出,有时可伴有胸腔、腹腔和鞘膜腔积液,外阴部也可见严重水肿

(3)出现双下肢水肿的对策

1)休息与活动:轻度水肿患者应适当限制活动,严重水肿患者取适宜体位卧床休息。应减少站立或坐位时间,尽量平卧,平卧时给予棉枕垫于双下肢处或同时抬高双下肢 15°～30°(图2-1),以增加静脉回流,减轻水肿,但需要注意心源性水肿患者不适合该办法。平时可着棉质、宽大、舒适的布鞋或棉拖鞋,严重水肿患者应注意防跌倒。

2)饮食方面:合理限制钠盐摄入,适当控制饮水量,适量进食优质蛋白质。原则上钠盐摄入量以每天 4～6 g 为宜。低盐饮食容易导致食欲降低,因此饮食可多样化,选择合适的食物、烹饪方法及配料,以提高患者食欲。

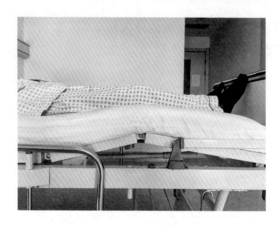

图 2-1 双下肢水肿患者的卧位

3）监测体重、准确记录尿量，必要时记录 24 小时出入量，将所摄入食物尽可能量化（即其中含水量是多少），以便客观记录水肿消退情况。

4）遵医嘱用药：使用利尿药，如螺内酯、呋塞米、托拉塞米等，白蛋白明显降低者需要补充人血白蛋白。避免私自停药或更改用药剂量，同时观察用药期间有无不良反应。

5. 肝硬化患者出现阴囊水肿该怎么办？

（1）保持阴囊清洁，减少尿液刺激；每晚清洗会阴部。

（2）活动翻身时动作宜慢，避免拖、拉、拽；水肿的阴囊处皮肤非常薄，应避免水肿部位皮肤受摩擦，引起破溃感染，加重病情。

（3）垫高阴囊：轻度阴囊水肿患者限制其活动量，阴囊水肿过大的患者应绝对卧床休息。

为减轻阴囊下坠不适，可采取以下措施。①垫托法：棉垫或棉质毛巾折叠起来垫在阴囊下部，以抬高阴囊，大小应以阴囊大小为准,高度以舒适无下坠感为宜;②乳胶手套自制水袋法:乳胶手套柔软,刺激性小,使患者感觉舒适,将乳胶手套装入 2/3 的水后系紧,上面垫上棉垫,托起阴囊。

(4)用丁字带或三角带把阴囊包裹,防止下坠加重水肿,也利于水肿消退。

(5)50％硫酸镁湿敷:硫酸镁浸泡纱布块,外敷于阴囊处,具有消炎、消肿的作用,早晚各 1 次,每次 30 分钟。

(6)阴囊水肿过大可使用液体敷料涂抹阴囊完整皮肤处,增加皮肤滋润度,也可联合藻酸盐放在双侧腹股沟处保护皮肤,避免出现腹股沟处皮肤破溃。穿着质地柔软、吸汗的宽大棉织类衣裤,不建议穿紧身内裤。

6. 肝硬化患者出现脐疝的原因是什么? 出现脐疝该怎么办?

(1)原因:肝硬化门静脉高压伴有大量腹水的患者,由于腹内压力增高,腹壁张力加大,而造成肠内容物凸出于脐部或腹股沟处薄弱区,形成脐疝和股疝,其中以脐疝较为常见。

(2)脐疝的处理方法

1)避免剧烈咳嗽、用力排便、恶心、呕吐、负重等使腹内压突然升高的动作。

2)注意保护局部皮肤,脐疝处先用 0.9％氯化钠溶液或温水清洗,待干后涂抹"液体敷料",1～2 小时后用手掌轻揉脐疝,使其回纳入腹腔,再以脐为中心粘贴水胶体敷料保护(图 2-2),这样不仅可防止脐疝处皮肤破溃,减少感染机会,而且能在改变体位时增加患者舒适度。

3)可使用腹带环腹包扎护脐(图 2-3)或自制"纱布卷"＋胶布十字交叉进行外固定。

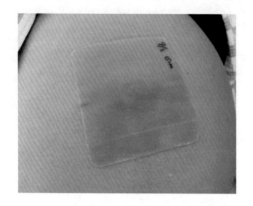

图 2-2　脐疝的局部处理

此半球形压迫脐疝处

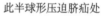

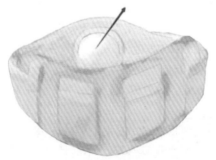

图 2-3　腹带包扎护脐

7. 什么是自发性细菌性腹膜炎？

自发性细菌性腹膜炎是指无明显腹腔内感染来源，最可能由肠道细菌移位进入血流并通过菌血症引起的腹水感染，是肝硬化腹水的常见并发症，病死率为 $20\%\sim40\%$。

8. 肝硬化患者发生自发性细菌性腹膜炎的原因和临床表现是什么?

(1)原因:肝硬化合并腹水时,肠道内细菌过度生长,肠道黏膜屏障防御功能降低,细菌易侵入腹腔。腹水中有丰富的蛋白质、糖类及电解质等,细菌极易生长繁殖,加上患者免疫功能下降,噬菌及杀菌能力减弱,从而引起感染。

(2)临床表现:患者可出现发热、腹痛、腹胀、腹泻、腹膜刺激征(腹部压痛、反跳痛、腹肌紧张),腹水迅速增长或持续不减,甚至出现肠梗阻、败血症、感染性休克、肝性脑病、肾损伤等。

9. 低钾血症的临床表现有哪些?

临床上血钾低于 3.5 mmol/L 称为低钾血症,轻者可无症状,较重时可有以下常见的临床表现。

(1)肌无力:为最早的表现,先出现四肢无力,之后出现躯干和呼吸肌无力。

(2)消化系统功能障碍:腹胀、恶心、呕吐等。

(3)心脏功能异常:心律失常、心动过速等。

(4)代谢性碱中毒:头晕、躁动、手足抽搐、口周及手足麻木感,反常性酸性尿。

10. 高钾血症的临床表现有哪些?

临床上血钾高于 5.5 mmol/L 称为高钾血症,轻者可无症状,较重时可有以下常见的临床表现。

(1)骨骼肌:手足麻木、肌肉酸痛、疲乏软弱、腱反射减弱或消失,严重者软瘫,呼吸困难或窒息。

(2)微循环系统:微循环血管收缩,如皮肤苍白、湿冷,肌肉酸痛,血压早期升高、晚期下降。

(3)中枢神经系统:意识淡漠或恍惚。

（4）循环系统：心动过缓、其他心律失常、严重者可引起心搏骤停。

11.低钠血症的临床表现有哪些？

临床上血钠低于 135 mmol/L 称为低钠血症。

（1）轻症：乏力、头晕、手足麻木、少尿、恶心、呕吐。

（2）中、重症：血压下降、视物模糊、站立性晕倒、肌痉挛性抽痛、腱反射减弱、木僵，甚至昏迷，血清钠低于 120 mmol/L 时可引起休克。

二、腹水的治疗与护理

1.肝硬化腹水治疗的原则是什么？

治疗目标为腹水消失或基本控制，改善临床症状，提高生活质量，延长生存时间。

（1）一线治疗

1）病因治疗。

2）合理限盐摄入（每天 4～6 g）；应用利尿药，如螺内酯和/或呋塞米等。

3）避免应用肾毒性药物。

（2）二线治疗

1）合理应用缩血管药物和其他利尿药，如特利加压素、盐酸米多君及托伐普坦等。

2）腹腔穿刺放腹水及补充人血白蛋白。

3）行经颈内静脉肝内门体分流术。

4）停用非甾体抗炎药、扩血管活性药物、血管紧张素转化酶抑制剂及血管紧张素受体阻滞剂等。

（3）三线治疗

1）肝移植。

2)腹水浓缩回输或肾脏替代治疗。

3)腹腔引流泵或腹腔静脉 Denve 分流。

2. 常用的利尿药有哪几种? 常见的不良反应有哪些?

(1)利尿药按保钾与排钾作用分为保钾利尿药(螺内酯、氨苯蝶啶、阿米洛利)和排钾利尿药(托拉塞米、呋塞米、布美他尼、氢氯噻嗪)。

(2)常见不良反应

1)保钾利尿药常见不良反应:①高钾血症、低钠血症,表现为四肢无力、恶心、呕吐、视物模糊、食欲差;②抗雄激素样作用或对其他内分泌系统的影响,长期服用可致男性乳房发育、勃起功能障碍、性功能低下,可致女性乳房胀痛、声音变粗、毛发增多、月经失调、性功能低下。

2)排钾利尿药常见不良反应:①低钾血症、低钠血症、低钙血症,表现为疲乏无力、口干、口渴、心律失常、肌肉酸痛、恶心、呕吐;②长期用药可发生低氯性碱中毒、高尿酸血症、糖代谢障碍、直立性低血压、耳毒性(听力障碍)、视物模糊等。

3. 利尿药需长期服用吗? 在服用过程中应注意什么?

(1)利尿药服用期间应监测血压、尿量、体重,定期复查电解质、肝功能、肾功能、腹部超声等,医师会根据血液和超声结果调整利尿药种类及剂量,避免过度利尿和盲目用药,防止发生不良反应。

(2)利尿药服用过程中注意事项

1)首次服用应从小剂量开始,逐渐加至治疗量。

2)避免过晚服用,日间服药便于排尿,利于夜间睡眠。

3)宜饭后服用,有利于减少胃肠道反应,提高药物生物利用度。

4)不可突然停药,应逐渐减量,以免导致钠、氯及水的潴留。

5)定期复查血电解质、肝功能和肾功能等,避免出现电解质紊乱、肾损伤、心律失常及肝性脑病。另外,长期服用排钾利尿药的患者平时可注意适量补钾,如使用补钾盐,饮食上进食香蕉、柑橘、马铃薯、油菜等含钾丰富的食物(图 2-4)。

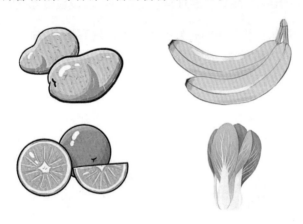

图 2-4　含钾丰富的食物

4. 为什么使用利尿药要准确记录尿量?

使用利尿药可能会导致水、电解质紊乱,有效循环血容量不足等不良反应,甚至可诱发肝性脑病。医师会根据患者的尿量变化及时调整利尿药的种类及剂量,给予精准的治疗。因此,需要患者准确记录尿量。

5. 肝硬化患者合并大量腹水且总是觉得口干、口渴,该如何护理?

肝硬化患者由于门静脉压力升高、肾素-血管紧张素-醛固酮系统活性增强、低白蛋白血症等因素造成大量的体液进入腹腔及潴留于组织间隙,而形成腹水、皮下水肿等表现,造成血液循环中的有效容量不足,而导致出现口干、口渴,应用利尿药后每天尿量增加,也会加重口干、口渴。对于肝硬化合并腹水患者,一般建议控制饮水量,以每天800~1000 ml为宜,包括汤、粥、牛奶、豆浆等液态食物,每天尿量应比摄入量多300~500 ml,对于大量腹水的患者,遵医嘱控制入量。

若出现口干、口渴时,可少量多次饮水或口含话梅,或者使用生物多糖抗菌含漱溶胶液漱口。

作为患者及家属,一定要准确记录"吃喝多少""排泄多少",以便于医师根据数据来评估患者的出入量是否平衡,如有明显口干、口渴或其他不适时应及时告知医务人员,以便及时处理。

6. 大量放腹水会出现哪些并发症?

电解质紊乱:低钾血症、低钠血症;肝性脑病;出血;休克;感染(发生概率较低)。

7. 服用氯化钾缓释片后为什么会排泄出完整的药片?

氯化钾缓释片有不可溶解吸收的骨架和衣膜,这样可使药物成分缓慢释放进入人体内吸收,当药物成分释放完毕后,类似完整药片的骨架和衣膜会随排泄物排出体外。

氯化钾缓释片的作用特点:药物在体内缓慢释放,开始时释放速度较快,效果较好,随着时间推移,释放速度逐渐减慢,效果也逐渐减弱。这类药物每天的服药次数一般比普通片剂少。若嚼碎服用,则很难掌握服药间隔。

8. 为什么输注氯化钾时穿刺侧肢体会出现疼痛?如何避免或缓解疼痛?输注氯化钾时自我观察要点有哪些?

(1)输注氯化钾疼痛的原因

1)钾离子是致痛因子,对血管壁内膜有强烈刺激,使输注穿刺部位疼痛,甚至可引起静脉炎。

2)氯化钾液体渗透压>900 mOsm/L,属于高渗液体,进入血液循环会吸取细胞内的水分,造成血管内膜脱水,内膜暴露于此类溶液而受损,引发静脉炎。

3)其他:包括滴注部位、血管直径、补钾浓度、输液速度、输液工具选择及疼痛耐受性的个体差异等。

(2)避免及缓解疼痛的措施

1)选择合适的输液工具:建议使用经外周静脉置入中心静脉导管(peripherally inserted central catheter,PICC)、中心静脉导管(central venous catheter,CVC)或输液港等中心静脉导管,若选择经外周静脉补钾,需选用粗大的静脉,并使用静脉留置针输注。

2)滴注速度:经中心静脉导管补钾,补钾速度控制在每小时$1\sim1.5\ g$;经外周静脉补钾,浓度$\leqslant0.3\%$;控制液体滴速,成年人$30\sim40$滴/分,小儿和老年人酌减。

3)局部热敷:热敷能减少血管痉挛,降低痛觉神经的兴奋性,改善血液循环,使血管壁扩张,增高其通透性,减少静脉炎的症状及血管壁损伤,减轻疼痛。方法如下,使用$40\sim50\ ℃$的热毛巾或热水袋沿着疼痛血管走向热敷。

4)其他措施:涂抹多磺酸黏多糖乳膏、芦荟胶,或者水胶体敷料外敷等。

(3)观察要点:补钾过程中切记不可自行调节滴速,特别是通过外周静脉补钾时,应观察穿刺处有无红肿、外渗,如有异常,即刻停止输入并给予处理。

9. 输液途径如何选择?日常维护注意事项有哪些?

静脉输液是目前临床比较常用的治疗手段,肝硬化患者血管条件较差,保护好患者的血管非常重要。护士会根据患者的血管局部条件、疗程长短、药物性质、病情、年龄,并结合患者舒适度、经济状况及意向等因素选择适合其治疗的输液途径,以满足治疗所需,保证输液安全,最大限度地减少因输液途径不当导致的静脉损伤。

常见的输液途径有普通钢针、静脉留置针、外周中心静脉导管、深静脉置管(颈内深静脉置管及锁骨下深静脉置管)等,不同输液途径有各自的优缺点。

(1)普通钢针:比较锐利的钢制针头,目前临床上已不推荐使用(图 2-5)。

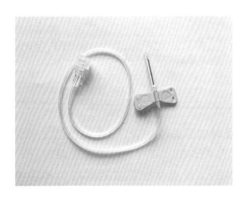

图 2-5 输液钢制针头

1)适用范围:短期(输液时间小于 4 小时)单次的静脉输液治疗。

2)优点:操作简单、使用方便。

3)注意事项:①输液侧手臂减少活动,以免出现液体渗出或外渗,导致局部组织皮肤肿胀或皮肤受损甚至坏死;②拔针后应将针头及时剪掉放入锐器盒中,以免针头外露发生针刺伤,增加感染机会。

(2)静脉留置针:为聚氨酯材质软质针,具有针头长、针直径大等特点(图 2-6)。

1)适用范围:短期治疗,间歇性或连续性进行输液治疗时推荐使用静脉留置针。

2)优点:①操作简单、可减少反复穿刺带来的痛苦;②患者活

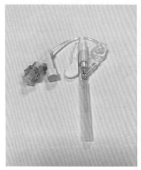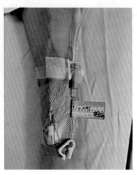

图 2-6　静脉留置针

动较方便,输液时的舒适度提高;③针刺伤发生率降低;④留置针留置时间推荐为 72～96 小时(具体视情况而定)。

3)注意事项:①使用静脉留置针输液时和输液结束后,患者可进行适当运动,但避免剧烈运动,如打球、提重物等。②输液结束后,护士会用 0.9%氯化钠溶液冲洗导管中残留的药物,给予正压封管以确保导管内没有血液。但在患者置管侧手臂用力活动时,延长管内可能会有少许血液,需上举手臂使延长管高于穿刺点,并及时通知护士。③平时洗手时,避免贴膜覆盖区域及导管部分被水浸泡,如需要淋浴,可在静脉留置针外包裹一层保鲜膜,以防止进水。

(3)外周中心静脉导管:是一根柔软有弹性的硅胶软管(图 2-7),由专业医务人员操作,导管直接置入上腔静脉,为患者提供中、长期的静脉治疗通路。

1)适用范围:①需中、长期静脉输液(5 天至 1 年);②外周血管条件较差的患者;③可用于任何性质的药物输注,如输入具有腐蚀性、高渗性、刺激性或黏稠性液体,如能量合剂、含钾药物、化疗药物等;④特殊患者:上消化道出血、大量腹水、低钾血症、肝衰竭、高胆红素血症、行内镜下治疗等。

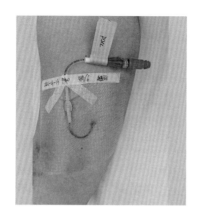

图 2-7 经外周静脉置入中心静脉导管

2)优点:①减少反复静脉穿刺的痛苦和静脉穿刺难度,患者舒适度得到提高;②保护血管,可以输入腐蚀性、刺激性、高渗性液体,防止因液体外渗而导致皮肤受损或坏死;③留置时间长,具体留置时间视导管综合评估情况而定,以最长不超过 1 年为宜;④置管危险性低,感染率低;⑤不影响患者基本日常生活,活动方便。

3)注意事项:①可以做一般的家务,如扫地、吃饭、洗碗。②可以淋浴,避免游泳、盆浴、泡浴。淋浴时用防水的袖套保护导管,也可使用保鲜膜在置管部位缠绕包裹 2～3 圈作为临时"袖套",分别确保穿刺点和导管接头包裹在距离"袖套"边缘 3～5 cm,"袖套"两端用胶带固定,并在淋浴时举起置管侧手臂但不能高举过头。③适当进行置管侧手臂活动,如握拳、伸展等柔和的动作,增加血液循环,预防并发症。但需注意避免手臂过度用力,如打球、提 5 kg 以上重物或抱孩子、挂拐杖、托举哑铃或用手臂支撑着起床。④注意保护外露的输液接头,防止导管损伤或滑脱,衣服袖口不宜过紧。更衣时不要将导管钩出或拔出;穿衣时先穿置管侧衣袖,再穿对侧衣袖;脱衣时先脱对侧衣袖,后脱置管侧衣袖。⑤置管侧的手臂避免扎止血带、测血压及静脉穿刺。⑥当出现以下情况时,患者需及时告知护士处理:导管穿刺处有渗血、渗液;贴膜被污染(或可疑污染)、潮湿、翘起、破损或脱落;置管侧肢体出现红肿、疼痛;置管侧肢体皮肤出现皮疹、水疱、糜烂或撕裂;发现导管脱出、折断时。PICC 置管"三宜三忌"见图 2-8,即宜扫地、吃饭、淋浴,忌打球、盆浴、提重物。

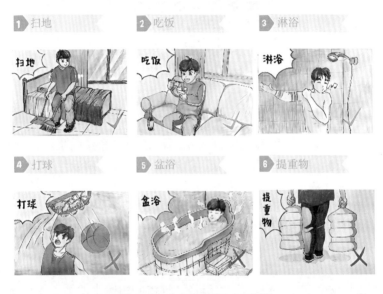

图 2-8　PICC 置管"三宜三忌"

注:PICC. 经外周静脉置入中心静脉导管。

10. 自发性细菌性腹膜炎护理要点有哪些?

(1)保持舒适,卧床休息:大量腹水患者宜适当调整为半坐卧位,保持床单位清洁、干燥。衣物应宽松舒适,质地柔软。室内温度保持在 20~26 ℃,相对湿度保持在 50%~60%;保持病室安静,环境清洁。

(2)保证营养供给:进食高热量、高蛋白质、高维生素、易消化饮食,适当限制盐的摄入,戒烟酒,忌食粗糙、刺激性食物。

(3)降温:患者发热时遵医嘱给予物理和/或药物降温,降温后30分钟测量体温,防止体温骤降、大量出汗而导致脱水或循环衰竭。使用化学冰袋时应外包清洁干燥的毛巾,置于患者前额、腋下、枕后、腹股沟等处,避免冻伤。

(4)保持口腔清洁:按时刷牙,不能刷牙者应进行口腔护理,每天2~4次,进食后及睡前使用3%碳酸氢钠漱口液及复方硼砂漱口液交替漱口。

(5)保持皮肤完整清洁:大量腹水患者1~2小时更换体位1次,避免局部皮肤长期受压,对骨突部位或经评估有压力性损伤高危者,贴泡沫敷料或使用气垫床,以预防压力性损伤;每次便后用温水洗净并擦干,每周擦浴2次,及时更换内衣裤;皮肤瘙痒者遵医嘱外涂炉甘石洗剂等,每周修剪指甲1次,避免抓伤皮肤。

(6)避免医源性感染:应用外周及中心静脉导管(PICC或CVC)时,应加强对各种导管的护理;行腹腔穿刺术后,保持穿刺处局部敷料清洁、干燥,直至针眼愈合。

(7)病情观察:严密观察患者腹水和肢体水肿的消退情况,下肢水肿者可抬高下肢15°~30°,以利于静脉回流,准确记录出入量;严密观察患者腹痛的部位、程度、频率,及时报告医师,对症处理;严密监测患者生命体征,警惕出现感染性休克,观察并准确记录患者每次呕吐或排泄物的性状、量及颜色等。

(8)保证用药安全:应用利尿药后准确记录尿量,评估用药效果;遵医嘱合理分配抗生素使用时间,观察用药后效果及不良反应。

(9)健康教育

1)指导患者及其家属了解本病相关知识;注意饮食调理,适当限盐,避免进食刺激性或坚硬食物,注意饮食卫生,避免不洁食物;禁酒;注意保暖,避免感冒;加强个人卫生;出现发热、腹胀、腹泻、腹痛等时及时就诊。

2）每日测量体重，尿量减少或有下肢水肿时应警惕出现腹水；遵医嘱正确使用利尿药；注意观察大便的颜色、性状，出现黑便或血便时必须立即就诊。

11. 行抗生素皮试应该注意什么？

（1）绝对卧床休息 20 分钟，加双侧床挡；切记不要下床活动，以免发生过敏反应时耽误抢救。

（2）皮试处皮肤需暴露，避免与衣物及床单反复摩擦，勿抓挠，不要碰水，以免影响皮试结果的判断。

（3）如出现皮试处皮肤瘙痒或有胸闷、呼吸困难、出冷汗等任何不适，立即按呼叫器告知医护人员。

12. 注射用头孢曲松钠与含钙剂为什么要间隔输注？

注射用头孢曲松钠与含钙剂合并用药可能导致致死性结局的不良事件。

头孢曲松钠为阴离子，极易与阳离子钙形成不溶性沉淀，属化学配伍禁忌，二者配伍产生的微粒可阻塞毛细血管，还可在组织中沉淀并形成肉芽肿，如发生在心、脑、肺、肾等重要器官可导致患者死亡。

因此，药品说明书指出，注射用头孢曲松钠不得与含钙剂混合或同时使用，两次输液之间必须用相溶液体充分冲洗输液管。

我国临床常见的含钙溶液包括葡萄糖酸钙注射液、氯化钙注射液、乳酸钠林格注射液及复方氯化钠注射液等。

13. 在使用头孢菌素类药物期间为什么禁止饮酒？

酒精进入体内氧化为乙醛，后者再氧化为乙酸，最后氧化为二氧化碳和水排出体外，使用头孢类药物期间饮酒可阻碍乙醛进一步氧化，导致乙醛蓄积于体内，出现双硫仑样反应（又称"戒酒硫样反应"),造成身体的损害。

临床表现主要有面部潮红、眼结膜充血、视物模糊、搏动性头痛、头晕、恶心、呕吐、口干、口中有大蒜样气味、胸痛等,严重者可致呼吸抑制、急性心力衰竭、急性肝衰竭、惊厥或死亡。

因此,为了您的健康,使用头孢菌素类药物1周内禁止饮酒及含有酒精的饮品(图2-9)。另外,使用藿香正气水、十滴水、正骨水等含有酒精辅料的药物时也应避免使用头孢菌素类药物。

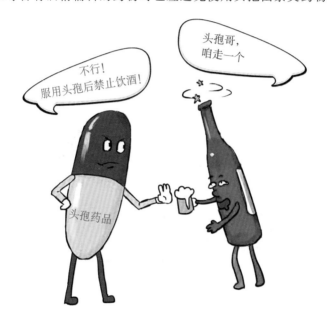

图 2-9　用头孢菌素类药物 1 周内禁酒

14. 护士查房时查看口腔的目的是什么?

肝病患者有凝血功能障碍且大多数患者免疫力低下,护士查看口腔的目的主要是为了检查口腔黏膜是否有溃疡、牙龈出血、白斑等异常表现,可以早期干预处理,预防真菌感染及疾病进展,同时,患者自己也应该养成每天查看口腔的习惯,如有问题,及时就诊,干预处理。

15. 哪些患者需要用3％碳酸氢钠溶液漱口? 漱口时有哪些注意事项?

(1)适用人群:用3％碳酸氢钠溶液漱口,可以减少口腔致病菌的产生,以防发生真菌感染。适用于长期使用抗生素、高胆红素血症、高热、出血及免疫功能低下的患者。

(2)注意事项

1)漱口频率为每天4次,在早餐、午餐及晚餐进食30分钟后和睡前用3％碳酸氢钠溶液20 ml含漱15秒,注意漱口后30分钟内不要进食、饮水(图2-10)。

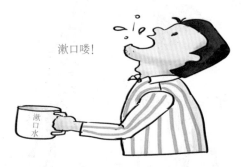

图2-10　漱口

注:漱口方法如下,手拿小水杯,喝口漱口水,抬起头,闭着嘴,咕噜咕噜含一会,15秒后吐出水,30分钟内禁食水。

2)漱口不可代替刷牙,两者作用不同,刷牙可以清除牙齿间的食物残渣,避免产生龋齿和牙结石,而碳酸氢钠是碱性液体,可以碱化口腔酸碱度,有利于预防和治疗口腔真菌感染,刷牙后再漱口,可以达到预期的治疗效果。

16. 如何测量腹围和体重?

(1)测腹围:测量腹围可判断腹水消长情况。住院期间由医护人员测量,院外,患者家属也可每天协助患者测量腹围。

方法:每天晨起,排便、排尿后,进食、水前,平卧于病床上,双上肢自然放于身体两侧,用软尺以肚脐为中心,水平线绕腹部一周测量腹围,松紧适宜,不可过紧或过松,以紧贴皮肤为宜,在患者呼气时读数(图2-11)。

(2)测体重:每天监测体重。

方法:体重秤屏幕上指针归零,每天晨起,排便、排尿后,进食、水前,穿同样多的衣物、鞋称重,当体重秤指针稳定时读数(图2-11)。

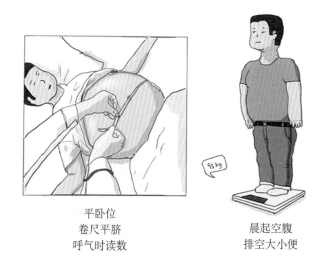

平卧位
卷尺平脐
呼气时读数

晨起空腹
排空大小便

图 2-11 量腹围和测体重的方法

17. 肝硬化失代偿期合并腹水及低钠血症患者在饮食中应如何控制盐的摄入？

肝硬化合并腹水的患者饮食中盐的摄入量以每天 4～6 g 为宜,顽固性腹水患者盐的摄入量应酌情减少。

食盐是膳食钠的主要来源,每克食盐含钠 393 mg,含氯607 mg。钠的正常需要量每天仅为 500 mg,即摄入 1 g 的食盐,就可满足身体对钠的需要。

在日常烹饪过程中,需注意以下事项。

(1)使用控盐工具,严格限制食盐用量。一个人炒菜就用 2 g的盐勺取盐,一顿饭一勺,以此叠加,几口人就取几勺。

(2)饮食烹调中减少味精、酱油、豆瓣酱等钠盐高的调味品用量。

(3)改变烹调方法。一些含钠高的食物,如芹菜、菜心、豆腐干等,可用水煮或浸泡去汤方法减少其含钠量,用酵母代替食碱或酱油补充调味。必要时可适当选用市售的低钠盐或无盐酱油,这类调味剂是以氯化钾代替氯化钠,但高血钾患者不宜使用。

(4)少食含盐高的食物,如腌制品(酱菜、咸蛋、腐乳、咸菜)、熟肉制品(香肠、火腿、酱牛肉、豆腐干)及方便快捷食品(方便面调料、罐头食品)等(表 2-2,图 2-12)。

表 2-2　常见"藏盐"食物

食物种类	食物名称
调味品	味精、酱油、甜面酱、腐乳
腌制品	咸菜、酱菜、咸蛋
熟肉制品	香肠、酱牛肉、火腿、烧鸡、汉堡
方便快餐食品	方便面调料、罐头食品
零食	甜点、冰激凌、薯条、话梅、果脯、果干

部分食品及佐料的含盐量

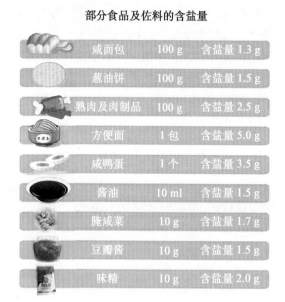

咸面包	100 g	含盐量	1.3 g
葱油饼	100 g	含盐量	1.5 g
熟肉及肉制品	100 g	含盐量	2.5 g
方便面	1 包	含盐量	5.0 g
咸鸭蛋	1 个	含盐量	3.5 g
酱油	10 ml	含盐量	1.5 g
腌咸菜	10 g	含盐量	1.7 g
豆瓣酱	10 g	含盐量	1.5 g
味精	10 g	含盐量	2.0 g

图 2-12　部分食品及佐料的含盐量

18.肝硬化失代偿期合并低钾血症患者饮食中应注意什么?

钾离子是人体内非常重要的电解质,其参与糖及蛋白质代谢,维持细胞渗透压,调节酸碱平衡,参与静息电位形成,维持神经肌肉兴奋性,维持正常心肌舒缩运动的协调等。严重缺钾时,可导致人体内酸碱平衡失调、代谢紊乱、心律失常、全身肌肉无力、懒动,因而,饮食中摄入含钾丰富的食物对于调节低钾血症有重要意义。

饮食中应注意适量进食含钾丰富的食物。

(1)谷类:荞麦、玉米等。

（2）豆类：黑豆、大豆、毛豆、豌豆、蚕豆等。

（3）蔬菜类：菠菜、苋菜、油菜、芹菜、黄豆芽、莴笋、土豆、山药、香菇、胡萝卜、黄瓜、南瓜、银耳等。

（4）水果类：香蕉、苹果、桂圆、柑橘、哈密瓜、葡萄、芒果等。

（5）海藻类：紫菜、海带、羊栖菜等。

（6）肉类：家禽、瘦肉、鱼等。

常见食物含钾量见表2-3。

表2-3　常见食物含钾量一览表

单位：mg/100 g

食物种类	食物名称	含钾量
蔬菜类	芹菜	206～212
	紫菜	1796
	银耳（干）	1588
	黄豆	1503
	香菇（干）	1225
	绿豆	787
	扁豆	439
	蚕豆	391
	土豆	342
	豌豆	332
	菠菜	311
	香菜	272
	平菇	258
	杏鲍菇	242
	山药	213
	莴笋	212
	苋菜	207
	花菜	200
	娃娃菜	178

（续　表）

食物种类	食物名称	含钾量
	白萝卜	173
	油麦菜	164
	西红柿	163
	豆芽	160
	豆腐	154
	南瓜	145
	茄子	142
	大白菜	130
	红薯	130
	卷心菜	124
	胡萝卜	119
	黄瓜	102
	西葫芦	96
肉、蛋、奶类	羊瘦肉	403
	鸡胸脯	338
	猪里脊	317
	猪瘦肉	305
	牛瘦肉	284
	猪肝	235
	羊里脊	161
	鸡蛋	154
	酸奶	150
	牛里脊	140
	鹌鹑蛋	138
	鸭蛋	135
	鸭胸脯	126
	牛奶	109

(续　表)

食物种类	食物名称	含钾量
水果类	葡萄	104～151
	橘子	308
	芒果	276
	香蕉	256
	桂圆	248
	苹果	238
	猕猴桃	232
	梨子	184
	柚子	119
	西瓜	87
海产品类	多数鱼类	300～480
	紫菜(干)	1796
	鳕鱼	321
	基围虾	250
	海带	246
	海参	43

19. 肝硬化合并腹水患者如何做好居家管理？

(1)饮食方面:宜进食清淡、新鲜、易消化、富含维生素及优质蛋白的食物,限制水钠摄入量,每天饮水量 800～1000 ml、盐的摄入以每天 4～6 g 为宜,避免进食辛辣、坚硬、刺激性食物,避免不洁饮食。

(2)服用药物方面:遵医嘱按时服用保肝、利尿、抗病毒、降门静脉压等药物,切记不要私自调整剂量或随意停药。

(3)皮肤护理方面:穿着以柔软、宽松的棉质衣服为主,保持皮肤清洁、滋润,避免使用碱性洗浴用品,可涂抹润肤露,如有脐疝,避免脐疝处皮肤受到反复摩擦,勿扎皮腰带或裤腰太紧造成脐疝处皮肤破损。

(4)病情观察方面:准确记录24小时尿量,每天监测体重,定期监测血钠的变化,保持大便通畅并观察大便的颜色、性状及量,如有发热、腹痛、腹泻或排黑便、呕血、胃部烧灼感及视物模糊、恶心、腹胀加重等症状及时就诊。

第二节 上消化道出血

【案例】 孙先生,公司职员,于1994年体检时发现"乙肝表面抗原阳性",由于没有不适症状,并未予以重视。2015年10月再次体检时,已经进展至肝硬化,当地医院给予恩替卡韦口服抗病毒治疗,此时仍未引起足够重视,并没有按照医师的建议进行定期复查。2017年3月15日,孙先生在进食烤肉串及饮酒后突然出现恶心、大量呕血,同时伴有大汗、意识模糊等,家属紧急将其送至医院,行胃镜检查后诊断为"食管静脉曲张破裂出血",同时给予胃镜下硬化剂止血治疗,经内科综合抢救治疗后出血停止。病情稳定后孙先生进行了肝静脉压力梯度(HVPG)的检测,并根据检测结果选择了胃镜下预防食管胃静脉曲张再次破裂出血的治疗方式,疗程结束后多次复查胃镜均提示食管胃静脉曲张基本消失,疗效显著。此后孙先生严格按照医师的建议定期复查,病情始终稳定。

一、上消化道出血的基础知识

1. 什么是上消化道出血? 常见的病因有哪些?

上消化道出血是指十二指肠悬韧带(图2-13)以上的消化道出血,包括食管、胃、十二指肠和胰、胆等病变引起的出血,以及胃空肠吻合术后的空肠病变出血。上消化道大出血一般指在数小时内失血量超过1000 ml或循环血容量的20%,主要临床表现为呕血和/或黑便,常伴有血容量减少而引起急性周围循环衰竭,严重者可导致失血性休克而危及生命。

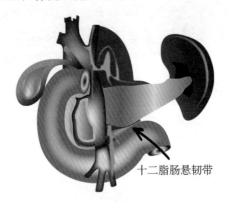

十二脂肠悬韧带

图 2-13　十二指肠悬韧带

临床上最常见的出血病因有消化性溃疡、食管胃静脉曲张破裂、急性糜烂出血性胃炎和胃癌,这些病因占上消化道出血的80%~90%。

2. 肝硬化患者出现食管胃静脉曲张的原因是什么?

正常情况下,我们人体内来自胃肠道、脾、胰腺、胆囊的静脉血液通过门静脉后汇入肝脏,肝硬化时肝脏结构改变及血管迂曲,造成入肝的门静脉血流受阻,肝硬化时血管活性物质的改变,引起门静脉的血流增加,最终导致门静脉压力升高。

正常门静脉压力为 5~10 mmHg,当门静脉压力持续>10 mmHg 时称为门静脉高压。当门静脉高压时,来自消化器官和脾脏的回心血液流经肝脏受阻,门-体静脉间交通支开放,使大量门静脉血流通过侧支循环直接进入体循环,造成消化道不同部位的静脉曲张,如食管胃静脉曲张、腹壁静脉曲张、痔核形成,其中以食管胃静脉曲张最常见(图 2-14)。

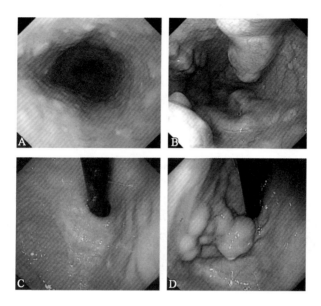

图 2-14 胃镜下正常食管/胃底与食管/胃静脉曲张

注：A. 正常食管；B. 食管静脉曲张；C. 正常胃底；D. 胃静脉曲张。

3. 如何判断食管胃静脉曲张的轻重程度？

(1)按食管静脉曲张形态及出血危险程度分类如下(图 2-15)。

轻度(G1)：食管静脉曲张呈直线形或略有迂曲，无红色征。

中度(G2)：食管静脉曲张呈直线形或略有迂曲，有红色征，或者食管静脉曲张呈蛇形迂曲、隆起，但无红色征。

重度(G3)：食管静脉曲张呈蛇形迂曲、隆起且有红色征，或食管静脉曲张呈串珠状、结节状或瘤状(不论是否有红色征)。

(2)胃静脉曲张的分类：分成胃静脉曲张和孤立性胃静脉曲张。胃静脉曲张根据其与食管静脉曲张的关系及在胃内的定位，可分为以下 3 型。

1 型:静脉曲张显示为连续的食管胃静脉曲张,沿胃小弯延伸至胃、食管交界处以下 2～5 cm,这种静脉曲张较直,被认为是食管静脉的延伸,其处置方法与食管静脉曲张类似。

2 型:静脉曲张沿胃底大弯延伸,超过胃-食管结合部,通常更长、更迂曲或呈结节样隆起。

3 型:静脉曲张既向小弯侧延伸,又向胃底延伸。

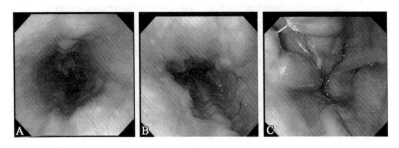

图 2-15　食管静脉曲张分度

注:A. 轻度食管静脉曲张;B. 中度食管静脉曲张;C. 重度食管静脉曲张。

4. 引起食管胃静脉曲张出血的原因有哪些?

食管胃曲张静脉的压力直接受门静脉压力的影响,随着门静脉压力持续升高,曲张静脉中的压力不断增加,管壁变薄,血管径径增大,成为破裂的基本条件。食管静脉曲张越明显,出血的危险性就越大。胃的曲张静脉一般直径都较粗,部位较深,发生破裂出血者较食管静脉曲张少,而一旦发生破裂出血,失血量较大,病情凶险(图 2-16)。食管胃静脉曲张破裂出血是肝硬化的致死性并发症之一。

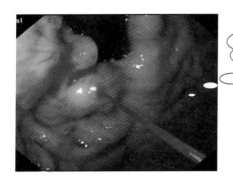

您看不见的胃静脉曲张破裂出血长这样,不要小瞧它哦

图 2-16 胃静脉曲张破裂出血(呈喷射状)

二、上消化道出血的临床表现

1. 上消化道出血的临床表现有哪些?

上消化道出血的临床表现主要有呕血、黑便、血便、柏油样便等。如果患者出血量大、出血速度快,可能伴有头晕、乏力、心慌、冷汗、口渴、皮肤苍白,甚至意识丧失等表现(图 2-17)。

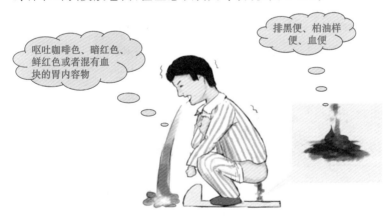

呕吐咖啡色、暗红色、鲜红色或者混有血块的胃内容物

排黑便、柏油样便、血便

图 2-17 上消化道出血症状

有些肝硬化患者在出现呕血、黑便、血便、柏油样便等症状之前，也可能先出现上腹闷胀不适、恶心、肛门部便意紧迫感，同时伴有面色苍白、出冷汗、心慌和头晕等先兆症状。

2. 何为呕血、黑便、血便、柏油便？

（1）呕血：发生食管、胃、十二指肠、胆道等部位的出血，血液经口呕吐称为呕血。出血后血液在胃内潴留，经胃酸作用后颜色呈咖啡色，如果出血速度快且出血量多，颜色则呈鲜红色。

（2）黑便：上消化道出血或小肠出血后，血液在肠腔内停留时间较长，经硫化作用后形成黑色粪便排出体外。黑便有时也可见于服用某些中草药、含铋药物、含血食物（猪血、鸭血等）后。

（3）血便：血液从肛门排出称血便，粪便颜色可呈鲜红色、暗红色或柏油样。

（4）柏油便：粪便外观呈黑色，表面有光泽，带有黏性，有血腥味，见于上消化道出血后（图 2-18）。

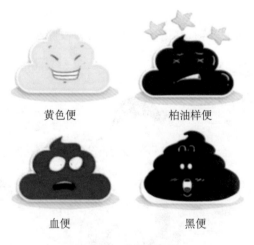

黄色便　　　　　柏油样便

血便　　　　　黑便

图 2-18　粪便的颜色

3. 上消化道出血与下消化道出血该如何鉴别?

上消化道出血与下消化道出血的鉴别见表 2-4。

表 2-4　上消化道出血与下消化道出血的鉴别

鉴别点	上消化道出血	下消化道出血
部位	十二指肠悬韧带以上的消化道,包括食管、胃、十二指肠和胆胰等病变引起的出血,以及胃空肠吻合术后的空肠病变出血	十二指肠悬韧带以下的消化道出血
常见病因	消化性溃疡、急性糜烂出血性胃炎、食管胃静脉曲张破裂、胃癌	大肠癌、大肠息肉伴出血、肠道溃疡性疾病、小肠病变、痔等
病史	多有消化性溃疡史、应激史、肝胆疾病史或呕血史	多有腹部疼痛、腹部包块及排便异常病史或便血史
出血先兆	急性上腹痛或原有节律性上腹痛加剧等	中、下腹痛或里急后重
特征性临床表现	呕血、黑便	血便,不伴呕血
粪便特点	柏油样便、黑便或大便隐血阳性,无血块	暗红色或鲜红色血便(大量出血时可有血块),黏液脓血便
粪便性状	稠或成形,血与粪便均匀混合,出血量大时也可不成形	多不成形,或血液附在粪便表面,或者排便后滴血

4. 上消化道出血后应该做哪些血液检查?

(1)血常规:动态观察血红细胞及血红蛋白变化,可初步判断出血量的多少(表2-5)。同时也有助于判断患者是否存在感染,了解其脾功能亢进的程度等,还可用于监测病情变化,指导治疗。

表2-5　红细胞及血红蛋白正常参考值

人群	参考值	
	红细胞数/×10^{12} · L^{-1}	血红蛋白/g · L^{-1}
成年男性	4.0~5.5	120~160
成年女性	3.5~5.0	110~150
新生儿	6.0~7.0	170~200

(2)肾功能:大量上消化道出血后,血液中的蛋白分解产物在肠道被吸收,以致血中氮质升高,一般出血后1~2天达高峰,出血停止后3~4天恢复正常,动态观察肾功能中的尿素氮的变化,可以协助判断出血是否控制。

(3)电解质:明确有无电解质紊乱。

(4)肝功能:了解出血后的肝功能状况。

(5)其他:凝血功能、血氨、血气分析等。

三、上消化道出血的治疗与护理

1. 住院及院外患者发生消化道出血时应如何处理?

(1)院内救治

1)就地卧位,保持冷静,勿进食水;头偏向一侧,以防误吸导致窒息。

2)保留呕吐物和排泄物,呼叫医护人员。

3)勿走动或自行移动,等待医护人员到场并配合医护人员治疗。

(2)院外处置

1)就地休息,保持冷静,不要紧张,以免加重出血,头偏向一侧,以防误吸导致窒息。

2)拨打"120"或"999"急救电话,争取急救时间,防止颠簸,就近就医。

3)立即禁食水,可用温水漱口,不可热敷腹部,以免胃肠血管扩张,加重出血。

2. 患者出血量的估计及患者的呕吐物、排泄物应如何处理?

(1)出血量的估计:呕血、黑便和便血对判断出血量多少有一定的帮助,为制定治疗方案提供一定的依据。根据黑便和/或呕血情况判断出血量(表 2-6)。

表 2-6 消化道出血量及其临床表现

出血量估计/ml	临床表现
>5~10	大便隐血试验阳性
50~100	黑便
250~300	呕血
400~500	头晕、心慌、乏力
>1000	急性周围循环衰竭、失血性休克

应注意家庭估量时可用家庭常用小碗(约 250 ml)或普通一次性纸杯(约 250 ml)或鸡蛋(一个鸡蛋约 50 g)的容量来估计,不可随意估量,以免就医后医师询问病史造成误导。

(2)呕吐物、排泄物的处理

1)对于具有传染性肝病患者,其家属应做好个人防护,建议佩戴一次性手套或乳胶手套,避免破损的皮肤、黏膜接触呕吐物和排泄物,防止交叉感染。

2)对于有条件的家庭,应使用 1:5000 含氯消毒液将呕吐物和排泄物完全覆盖,30 分钟后将其倾倒于马桶、污物处理系统中,处理呕吐物和排泄物所用的拖布、抹布等也必须用同等浓度的消毒液处理。

3. 食管胃静脉曲张破裂出血可采取的止血措施有哪些?

食管胃静脉曲张破裂出血的处理流程见图 2-19。

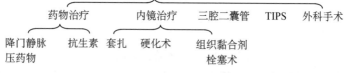

图 2-19 食管胃静脉曲张破裂出血处理流程
注:TIPS. 经颈静脉肝内门体静脉分流术。

4. 肝硬化患者突然呕血能否做急诊胃镜? 是否会加重出血?

(1)呕血也能做急诊胃镜:如果患者呕吐鲜血(排除咯血),在条件许可的情况下,应及时行急诊胃镜检查,找到出血点,及时止血,挽救患者生命(图 2-20)。

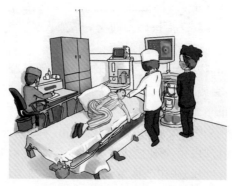

图 2-20 急诊胃镜检查示意图

(2)急诊胃镜不会加重出血:肝硬化患者食管胃静脉曲张破裂,内镜下呈柱状喷血时,每分钟的失血量在 100 ml 以上,及时行急诊胃镜检查和治疗不会加重出血,反而会因为及时止血,避免患者发生失血性休克,从而挽救生命。

5. 肝硬化食管胃静脉曲张患者内镜止血治疗方法有哪些?

内镜下食管胃静脉曲张治疗常用方法有 3 种:套扎术、硬化术、组织黏合剂栓塞术。

(1)什么是套扎术?

1)定义及原理:内镜下食管曲张静脉套扎术是采用多连环橡皮圈结扎曲张的食管静脉及黏膜,使曲张的静脉缺血、坏死,是一种安全、有效、简单的食管静脉曲张破裂出血的止血和预防方法(图 2-21)。

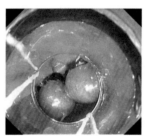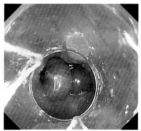

图 2-21　内镜下食管静脉曲张套扎术

2)适应证:适用于急性食管静脉曲张破裂出血、外科手术等其他方法治疗后食管静脉曲张再次发生急性出血、既往有食管静脉曲张破裂出血史的患者。食管静脉曲张的 LDRf 分型 D1.0～D2.0 曲张静脉适用(静脉曲张直径＜2 cm)(表 2-7)。若曲张静脉直径＞2 cm,则内镜套扎治疗后近期再发大出血的风险增加。

3)疗程:首次套扎间隔 2～4 周后可行第 2 次套扎或硬化剂注射治疗,直至静脉曲张消失或基本消失。

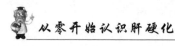

表 2-7　食管胃静脉曲张的表示方法(LDRf 分型)

项目	表示方法
位置(L)	Le:曲张静脉位于食管
	Les:曲张静脉位于食管上段
	Lem:曲张静脉位于食管中段
	Lei:曲张静脉位于食管下段
	Lg:曲张静脉位于胃部
	Lgf:曲张静脉位于胃底
	Lgb:曲张静脉位于胃体
	Lga:曲张静脉位于胃窦
	Le,g:食管曲张静脉与胃曲张静脉完全相通
	Le,Lg:食管曲张静脉与胃曲张静脉各自独立
	Le,g,Lg:1 支以上胃曲张静脉与食管曲张静脉完全相通,多段或多部位曲张静脉使用相应部位代号联合表示
直径(D)	D 0:无曲张静脉
	D 03:曲张静脉最大直径≤0.3 cm
	D 1.0:曲张静脉最大直径>0.3~1.0 cm
	D 1.5:曲张静脉最大直径>1.0~1.5 cm
	D 2.0:曲张静脉最大直径>1.5~2.0 cm
	D 3.0:曲张静脉最大直径>2.0~3.0 cm
	D 4.0:曲张静脉最大直径>3.0~4.0 cm
	曲张静脉最大直径>4.0 cm,按 D+直径数字方法表示
危险因素(Rf)	Rf 0:红色征(−),未见糜烂、血栓及活动性出血
	Rf 1:红色征(+)或肝静脉楔压>12 mmHg,未见糜烂、血栓及活动性出血
	Rf 2:可见糜烂、血栓、活动性出血,或者镜下能够见到新鲜血液,并能够排除非静脉曲张出血因素

(2)什么是硬化术?

1)定义及原理:胃镜下食管静脉曲张硬化剂注射疗法是通过胃镜下注射硬化剂(图 2-22)使曲张静脉产生化学性炎症,血管内膜破坏面相互粘连,血栓形成闭塞管腔,静脉周围黏膜凝固坏死,组织纤维化。

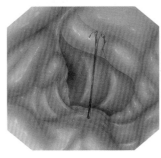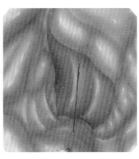

图 2-22　食管静脉曲张破裂出血,行硬化术

　　2)适应证:适用于急性食管静脉曲张破裂出血、外科手术等其他方法治疗后食管静脉曲张再发急性出血、既往有食管静脉曲张破裂血史者。对于不适合胃镜下食管静脉曲张套扎术治疗的食管静脉曲张者,可考虑应用胃镜下食管静脉曲张硬化剂注射疗法。

　　3)疗程:第 1 次胃镜下食管静脉曲张硬化剂注射治疗后,间隔 1～2 周行第 2、3 次胃镜下食管静脉曲张硬化剂注射治疗,直至静脉曲张消失或基本消失。硬化剂常用聚桂醇注射液、5％鱼肝油酸钠。注射方法以曲张静脉内注射为主;每次注射 1～4 点;初次注射每条血管(点)以 10 ml 左右为宜,一次总量一般不超过 40 ml,依照静脉曲张的程度减少或增加剂量。

　　(3)什么是组织黏合剂栓塞术(图 2-23)?

　　1)定义及原理:组织黏合剂是一种可以快速固化的水样物质,与血液接触后立即产生聚合和硬化,能有效地闭塞血管和控制曲张静脉出血,还可使曲张静脉消失,从而降低再出血的风险。

　　2)适应证:适用于胃静脉曲张,急诊可用于所有消化道静脉曲张出血,食管静脉曲张宜小剂量使用。

　　3)疗程:一般注射 1 次,最好一次将曲张静脉闭塞,在曲张静

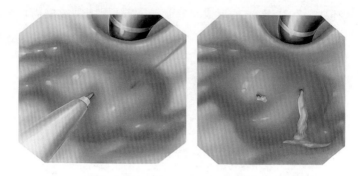

图 2-23　组织黏合剂栓塞术

脉栓堵效果不满意时可重复治疗,1～3 个月后复查胃镜,可重复治疗直至胃曲张静脉闭塞。

6. 肝硬化食管胃静脉曲张患者,内镜下组织黏合剂栓塞术、硬化术或套扎术治疗后该注意什么?

(1)卧床休息:患者绝对卧床休息 24 小时,定时更换体位,加床档,防跌倒,防坠床,指导患者床上排大小便。

(2)饮食护理:硬化药及组织黏合剂栓塞术后禁食水 8 小时,套扎术后禁食水 24 小时。8 小时或 24 小时后病情稳定者,可进食流质饮食,3 天后进食半流质饮食,1 周后进食易消化软食,禁食辛辣、粗糙、生硬食物,戒烟酒,进食时要细嚼慢咽,不可暴饮暴食(图 2-24)。

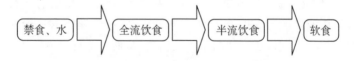

图 2-24　内镜止血术后饮食护理

（3）病情观察：患者术后可出现出血、穿孔、感染、异位栓塞、食管狭窄等并发症，应严密监测生命体征，观察粪便的颜色、性状、量，观察有无心慌、出虚汗、胃部烧灼感、吞咽困难、呕吐、发热等临床表现。

（4）口腔护理：由于出血，患者的免疫力差，尤其呕血后口腔会有血迹残留，给口腔内细菌生长创造条件，易引起口腔感染，因此必须重视口腔卫生，注意做好口腔护理，预防口腔感染。

（5）用药护理：常规应用质子泵抑制剂（奥美拉唑等）、黏膜保护药（磷酸铝等），行组织黏合剂栓塞治疗的患者术后可应用抗生素5～7天。常用药物见表2-8。

表2-8　肝硬化食管胃静脉曲张出血常用药

种类	药名
止血药	卡络磺钠、酚磺乙胺、注射用血凝酶
黏膜保护药	磷酸铝、聚普瑞锌
抑酸药	兰索拉唑、雷贝拉唑、埃索美拉唑、奥美拉唑
镇吐药	阿扎司琼
镇痛药	地佐辛
抗生素	头孢曲松钠等第三代头孢菌素，左氧氟沙星等喹诺酮类药物
降门静脉压药	特利加压素、生长抑素、醋酸奥曲肽

7. 一级预防、二级预防的区别和意义有哪些？

（1）一级预防：目的是预防和降低中、重度曲张静脉破裂出血，防止并发症的发生，提高生存效率，适用于有食管胃静脉曲张但尚未出血的患者。

（2）二级预防：急性食管胃静脉曲张出血停止后的患者，再次出血和死亡的风险很大，对于未进行二级预防治疗的患者，1～2年再出血率高达60%，病死率达33%，因此，二级预防非常重要。二级预防包括药物治疗、内镜治疗、外科或放射介入治疗。目的是降低食管胃静脉曲张,降低再出血率及病死率。既往有食管胃静脉曲张出血史或急性食管胃静脉曲张出血 5 天后的患者行二级预防治疗。

8. 硬化剂治疗为什么要做 3～5 次?食管静脉曲张硬化术后多长时间复查 1 次?

首次注射硬化剂后,即刻破坏血管内皮形成血栓,1 周左右形成溃疡,继续补充注射反复刺激血管 10 天左右,局部形成肉芽组织,持续注射 3～5 周后血管纤维化并完全闭塞,达到治疗效果。若未完成疗程,则血管内还有部分血流,未完全纤维化,再出血概率高,达不到治疗效果。硬化剂治疗原理及术后复查时间见图 2-25。

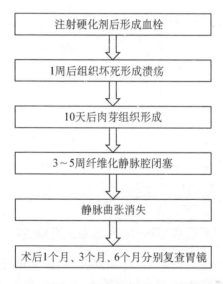

图 2-25　硬化剂治疗原理及术后复查时间

9. 常用的预防食管胃静脉曲张破裂出血的口服药物有哪些?在服用过程中应注意什么?

临床常用的预防食管胃静脉曲张破裂出血的口服药物主要

为非选择性β受体阻滞药,包括普萘洛尔、纳多洛尔、卡维地洛等。具体用法及注意事项如下。

(1)药物用法:①普萘洛尔,起始剂量为 10 mg,2 次/天,可渐增至最大耐受剂量;②纳多洛尔,起始剂量为 20 mg,1 次/天,渐增至最大耐受剂量;③卡维地洛,起始剂量为 6.25 mg,1 次/天,如耐受可于 1 周后增至 12.5 mg,1 次/天。

(2)用药禁忌证:①对药物过敏;②支气管哮喘或慢性阻塞性肺疾病;③Ⅳ级心力衰竭;④二度Ⅱ型以上房室传导阻滞;⑤重度心动过缓;⑥严重低血压;⑦心源性休克(具体药物可参照说明书)。

(3)应答达标的标准:①肝静脉压力梯度≤12 mmHg 或较基线水平下降≥10%;②应用普萘洛尔或纳多洛尔的患者,若不能检测肝静脉压力梯度应答,则应使静息心率下降到基础心率的75%或静息心率达 50~60 次/分。卡维地洛国内应用经验较少。

(4)注意事项:①如果脉搏<50 次/分或出现眩晕、血压下降等症状时,暂停服用该药物,并询问医师(图 2-26);②尽量避免骤停药物;③服药期间应定期检查血常规、血压、心功能、肝肾功能等。

> 静息状态下监测脉搏,若每分钟<50次,应停药并咨询医师

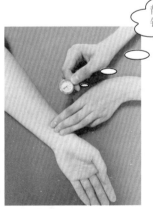

图 2-26　用药期间监测脉搏

10. 特利加压素作用及常见不良反应有哪些?

(1)作用:收缩血管,降低门静脉压力,具有止血、改善肾功能的作用。

(2)不良反应

1)特利加压素具有收缩血管的作用,因此患者会出现面部和体表苍白,以及血压轻微升高(高血压患者较为明显),部分患者会感觉头痛。

2)特利加压素可加强肠道蠕动,使大便次数增多;可能会引起恶心、腹痛、腹泻等不适。

3)其他:心律失常、支气管痉挛致呼吸困难等。

11. 患者发生上消化道出血时是否要停服抗病毒药物?

患者发生上消化道出血在禁食水期间需停用抗病毒药物,待病情平稳后尽快服用抗病毒药物,可将该药物碾碎呈粉末状兑水后服用;在服用抗病毒药物过程中,切忌自行停服,必须遵循医嘱服用。

12. 服用肠溶片或肠溶胶囊可以碾碎或去壳吗?

肠溶片或肠溶胶囊是指在人体小肠内才能溶解并被吸收的一种药物剂型。肠溶片是在药物外面包裹一层特殊的薄膜;肠溶胶囊是在囊壳中加入了特殊的药用高分子材料,此种薄膜或特殊材料可以使药片在胃液酸性环境中不崩解,而在偏碱性的肠液中包衣会破裂,药片崩解,发挥药效。

因此,肠溶片和肠溶胶囊在肠道中溶解以保护胃黏膜,如阿司匹林对胃有伤害,可以引起胃溃疡,所以就做成了肠溶片。若在服药时把肠溶片嚼碎或胶囊去壳,不仅破坏了药效,也容易损伤胃。因此,服用肠溶制剂时请勿咀嚼或去壳,应温水送服,以免影响药效。

13. 做完内镜下二级预防后可以口服胶囊药物吗?

内镜下二级预防治疗术后 24 小时内避免服用胶囊剂型药物,24 小时后如需服用胶囊剂型药物,非肠溶胶囊可去壳溶化后服用;肠溶胶囊不建议去壳服用(图 2-27),以免降低药效或失去药效,还增加了药物对胃黏膜的刺激,严重时甚至引起胃出血。可先喝一口水,润滑喉咙和食管,然后把胶囊含入口中,再喝一口水,将头向前略低,将胶囊与水一同咽下,确保将胶囊冲进胃内。

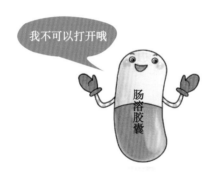

图 2-27　肠溶胶囊制剂不可打开服用

14. 上消化道出血期间为什么要吸氧?

红细胞具有携氧作用,消化道大量出血后,红细胞大量丢失,会导致贫血,吸氧是为了增加血液中的氧浓度,防止因大量出血而导致血中氧合血红蛋白减少所致的机体缺氧,以缓解头晕、目眩等不适症状。

吸氧治疗(图 2-28)时不要随意调节氧流量。

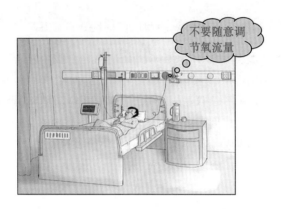

图 2-28　吸氧治疗

15. 上消化道出血期间为什么要使用心电监护？

上消化道出血期间使用心电监护的目的主要是实时监测患者的心率、血压、血氧饱和度和呼吸，及时发现病情变化。

心电监护各监测指标正常值如下。①心率：60～100 次/分；②血压：收缩压 90～139 mmHg，舒张压 60～89 mmHg；③指脉氧：≥95%；④呼吸频率：16～20 次/分。若发现指标异常，需及时通知医务人员查看。

16. 上消化道出血期间为什么要绝对卧床休息？为什么要抬高双下肢 15°～30°？是否可以翻身？

上消化道出血期间体内的有效血容量减少，一方面可能出现心慌、乏力、出虚汗、头晕、黑矇等症状；另一方面，失血后机体处于缺氧状态，绝对卧床休息不仅可减少机体耗氧量，而且还可以避免因体力不支导致跌倒/坠床等意外的发生。

将双下肢抬高 15°～30° 可以增加回心血量，从而降低腹内压，保证心脏和大脑供血的充足（图 2-29）。

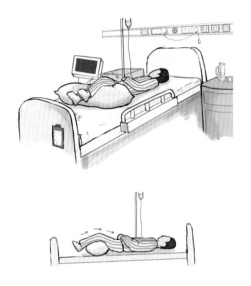

图 2-29　上消化道出血患者的卧位

注：平卧时给予棉枕头垫于双下肢处或
同时抬高双下肢 15°～30°以增加静脉回流。

　　长期卧床者需定时变换体位，不可长时间保持同一体位，特别是有压力性损伤高危因素的患者，必要时需 1 小时更换 1 次体位，翻身时需缓慢，避免拖、拉、拽等动作，预防压力性损伤的发生。

　　【知识拓展】　预防压力性损伤要知道

　　压力性损伤是位于骨隆突处、医疗或其他器械下的皮肤和/或软组织的局部损伤，通常表现为完整皮肤或开放性溃疡，可能会伴疼痛感。损伤是由于强烈和/或长期存在的压力或压力联合剪切力导致。因此预防压力性损伤的发生是关键。

　　(1)压力性损伤分期见图 2-30。

　　(2)预防压力性损伤

　　1)保持患者皮肤清洁：每天擦浴 1 次，如条件许可，可采用淋浴，水温不可过高。对于皮肤干燥者，适量涂抹润肤露或赛肤润。

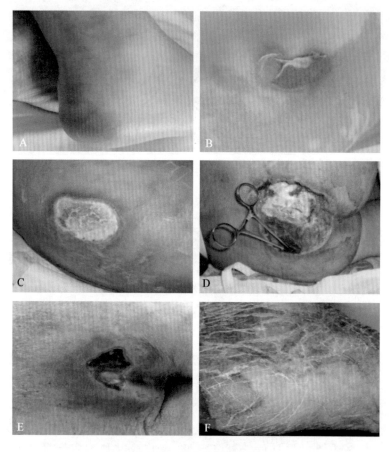

图 2-30 压力性损伤分期

注:A.1 期压力性损伤;B.2 期压力性损伤;C.3 期压力性损伤;D.4 期压力性损伤;E. 不可分期压力性损伤;F. 深部组织损伤。

2)保证患者营养充足。

3)持续关注患者控制大小便的能力;对大小便失禁者,应及时给予皮肤护理,保持肛周皮肤清洁。

4)患者卧床休息时需摆放合适的体位,以减轻骨隆突处压力。在坐位或卧位时避免足跟、肘部、头部或耳部长时间受压。

5）绝对卧床患者需每 1～2 小时更换 1 次体位，坐轮椅的患者在条件许可情况下每小时进行 1 次减压活动；①抬起身体减压：可以完全缓解臀部压力，但是只适用于有足够的臂力和躯干控制能力的患者；②身体前倾减压：可以减轻坐骨结节承受的重量；③侧向一边减压：可以释放对侧的压力，两个方向交替进行。

注意事项：肢体功能障碍影响活动的患者坐位不超过 30 分钟；对于自己不能独立完成重量转移的患者，需要他人每 1 小时协助更换 1 次体位。

6）使用软枕或海绵状填充物来保持患者体位，不可使用环形垫。

7）卧床患者床头抬高的角度尽量＜30°，尽量缩短床头抬高的时间。

8）用托单或吊架等设备来帮助患者抬高身体，避免拖、拉、拽等动作。

9）对于活动受限、卧床的患者，应定时给予肢体功能锻炼，保持肌肉活动，预防肌肉萎缩。

10）禁止摩擦、揉搓骨隆突处发红的区域。必要时可以借助防压力性损伤产品保护皮肤，如泡沫敷料、水胶体敷料、防压疮床垫等。

17. 上消化道出血期间为什么禁止下床排大小便?

（1）出血时患者应绝对卧床休息，避免腹压变化而导致门静脉压力改变，增加再出血的风险。

（2）出血的患者因血容量不足，常会出现头晕、乏力等症状，可能会因为体位的改变，出现直立性低血压而晕厥，跌倒或坠床的风险增大。

18. 上消化道出血患者的饮食应如何过渡?

饮食不当是肝硬化并发上消化道出血的主要诱因之一,因此,饮食护理非常重要,出血的不同阶段有不同的饮食要求,具体见表2-9。

表2-9　上消化道出血患者的饮食要求

病情	饮食要求
活动性出血期	禁食、水
复查胃镜胃液清亮或明确出血已停止	全流饮食(约3天)
出血恢复期	半流饮食(约3天)
病情平稳后	软食

19. 上消化道出血患者的膳食种类及其适用范围和要求有哪些?

【流质膳食】

流质膳食亦称流食,食物为液体或在口中易于溶化为液体的流体状态膳食,含水分较多。

(1)适用范围:高热、口咽部咀嚼吞咽困难、急性消化道炎症、大手术后的患者和危重患者。

(2)膳食要求

1)食物为流体,易消化,易吞咽,调节适宜口味以增进食欲。

2)少量多餐,每天6～7餐,每餐200～250 ml。

3)食物选择:①可用食物包括一般流质食物,如米汤、各类米面糊、豆浆、嫩豆腐脑、各类肉汤、果汁、牛奶、麦乳精等;清流质食物,如不含渣、不产气的液体食物;浓流质食物,如奶粉冲麦乳精、牛奶、各类米面糊。②忌用食物包括有刺激性食物、味道强烈的调味品及易胀气的食物等。

(3)流质膳食食谱举例(图2-31):注意以下食谱糖尿病患者

的摄糖量应根据血糖波动范围酌情调整。

1)一般流质膳食:适用范围广,比半流质更容易吞咽和消化。参考食谱见表 2-10。

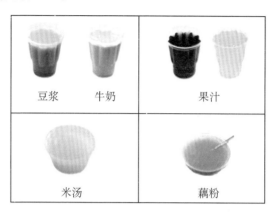

图 2-31　流质膳食

表 2-10　一般流质膳食一日参考食谱

餐次	食谱
早餐	米粉 12 g,白糖 12 g
加餐	牛奶 250 g,白糖 12 g
午餐	鸡蛋 120 g,食油 5 g
加餐	豆浆 250 g,白糖 20 g
晚餐	鸡蛋 60 g,食油 5 g
加餐	藕粉 20 g,白糖 20 g

2)清流质膳食:选用不含任何食物残渣、不产气的液体食物,如过箩牛肉汤、排骨汤、过箩菜汤、米汤或稀薄的藕粉等。而牛奶、豆浆及过甜的食物等不属于清流质。清流质膳食参考食谱见表 2-11。

表 2-11　清流质膳食参考食谱

餐次	食谱
早餐	大米粉 10 g,白糖 10 g
加餐	青菜汁 200 g,盐 1 g
午餐	藕粉 9 g,白糖 10 g
加餐	青菜汁 200 g,盐 1 g
晚餐	鸡蛋清水 20 g,白糖 10 g
加餐	大米粉 10 g,盐 1 g

3)浓流质膳食:可通过吸管进食,以无渣较稠食物为宜,如鸡蛋薄面糊、较稠的藕粉、奶粉冲麦乳精、牛奶等均可。浓流质膳食参考食谱见表 2-12。

表 2-12　浓流质膳食参考食谱

餐次	食谱
早餐	鸡蛋 40 g,富强粉 10 g,豆油 5 g,盐 1 g
加餐	牛奶 220 g,藕粉 14 g,白糖 15 g
午餐	猪肝糊 25 g,富强粉 10 g,盐 1 g
加餐	麦乳精 25 g,白糖 15 g
晚餐	鸡蛋 40 g,富强粉 10 g,豆油 5 g,盐 1 g
加餐	藕粉 24 g,白糖 20 g

【半流质膳食】

半流质膳食介于软食与流质膳食之间,是比软食更为细软、含纤维少、营养更高、外观呈半流体状态的食物。

(1)适用范围:半流质膳食用于出血恢复期及发热较高、身体虚弱、有消化道疾病者或咀嚼吞咽困难者(如口腔疾病、耳鼻喉手术者),以及刚分娩后的产妇等。

(2)膳食要求

1)供给营养素较高的易咀嚼、易消化、含纤维少的细软且呈半流体状态的食物。

2)遵循少量多餐原则:少量多餐,每天进食 5～6 餐,每餐食物的总容量为 300 ml 左右。

3)食物选择:①适用食物。主食包括馒头、面条、面片、面包、松软的发糕及粗粮细做等;各种粥类,如白米粥、肉末粥、肉末碎菜粥、碎鸡肉粥、豆沙甜粥、枣泥粥等;菜类包括一般蔬菜要切碎制软,有些含粗硬纤维较少的蔬菜如胡萝卜、菠菜、冬瓜、圆白菜等制软亦可;蛋类包括蒸蛋羹、蛋花汤、卧鸡蛋、煮嫩鸡蛋、松花蛋、咸蛋、蛋糕等;奶类包括牛奶、奶酪、酸奶等;肉类包括嫩肉丝、肉末、肉丁(猪肉、鸡肉、鸭肉等)、鱼丸、虾丸等;豆类包括豆浆、豆腐脑、豆腐汤、鸡蛋烩豆腐、各种腐乳等。也可根据病情选择合适的果蔬类、肉类、谷类等,使用破壁机将一种食物或几种食材打成流状或糊状。②禁用食物包括米饭、饺子、馅饼、烙死面饼等粗、硬、不好消化的主食;大块肉类、大块蔬菜、含粗纤维较多的食物(如韭菜、芹菜、藕等)和油炸食品等。

(3)食谱举例:见图 2-32,表 2-13,表 2-14。

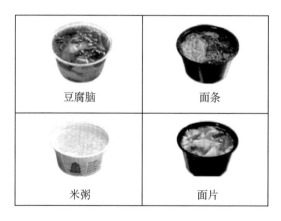

图 2-32 半流质膳食

表 2-13　半流质膳食一日参考食谱(1)

餐次	食谱
早餐	米 50 g(稀饭),鸡蛋 60 g(卤鸡蛋)
加餐	牛奶 250 g(加糖),面粉 50 g(成面包),糖 15 g
午餐	面粉 100 g,猪肝 50 g,番茄 50 g,油 10 g(番茄猪肝面)
加餐	米 25 g,红枣去皮去核 20 g,糖 15 g(枣泥糊)
晚餐	面粉 100 g,青菜 50 g,猪肉 50 g,油 10 g

表 2-14　半流质膳食一日参考食谱(2)

餐次	食谱
早餐	大米粥(大米 75 g),蒸鸡蛋 50 g,面包 15 g
加餐	牛奶 200 ml(白糖 15 g),饼干 10 g(饼干泡牛奶)
午餐	热汤面(挂面 100 g,鸡脯肉 40 g,碎小白菜叶 100 g)
加餐	牛奶 200 ml(白糖 15 g),饼干 10 g(饼干泡牛奶)
晚餐	小米肉糜粥(小米 100 g,猪肉 60 g,生菜叶 100 g)
加餐	牛奶 250 ml,饼干 10 g(饼干泡牛奶)

【软食】

软食是从半流质膳食到普食的中间型饮食,与普食比较,食物必须注意烹调方法,要求低膳食纤维,食物须切碎煮烂以便咀嚼和消化。

(1)适用范围:软食适用于消化道出血病情平稳及体温正常或有轻度发热、消化不良、肠道疾病和肛肠手术后的患者,还适用于有口腔疾病、咀嚼不便的老年人及 3~4 岁的幼儿。

(2)膳食要求

1)食物细软易消化:要求食物应细软、易咀嚼,限制膳食纤维和动物肌纤维多的食物。食物加工时应切碎、煮烂后食用,每天4~5 餐。

2)注意补充维生素和矿物质:因饮食中蔬菜、肉类均被切碎煮软,故长期食用会引起一些维生素和矿物质的缺乏,所以要注意补充,多饮用鲜果汁、菜汁等富含维生素 C 和矿物质的新鲜果蔬汁。

3)食物的选择:①可用食物包括米饭、面条应做得比普食更加软而烂;肉类应选择细、嫩的瘦肉,尽量多选择鸡肉、鱼肉、虾肉、动物肝脏等;蔬菜类应选择嫩菜叶,切成小段后进行烹调,可多食用含粗纤维少的蔬菜及水果;豆制品可选择豆腐、豆腐脑、豆浆、豆腐乳等。②忌用食物包括煎炸食物、过于油腻的食物、生冷食物及含纤维多的蔬菜、坚果类食物和强烈刺激性的调味品。

(3)食谱举例:见图 2-33、表 2-15、表 2-16。

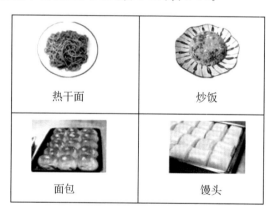

热干面	炒饭
面包	馒头

图 2-33　软食

表 2-15　软食一日参考食谱(1)

餐次	食谱
早餐	豆浆 250 g(甜豆浆)、面粉 50 g(甜馒头),糖 15 g、米 50 g(稀饭)、鸡蛋 60 g(蒸鸡蛋)
午餐	米 150 g(蒸烂饭)、猪肉 50 g,苋菜 100 g(肉丸苋菜)、番茄 100 g,豆腐 50 g(番茄豆腐汤)
晚餐	猪肝 50 g,菜花 100 g、面粉 100 g(猪肝菜花面)、面粉 50 g

注:全日烹调用盐 6 g,味精 1 g,油 30 ml。

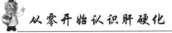

表 2-16　软食一日参考食谱(2)

餐次	食谱
早餐	大米粥拌肉松(大米 50 g,肉松 15 g),煮鸡蛋 1 个,面包 50 g
加餐	煮苹果水 150 ml
午餐	软米饭(大米 150 g),炖鱼(鲴鱼 100 g),烧碎油菜叶(油菜叶 150 g、猪瘦肉 25 g)
加餐	番茄汁 150 ml
晚餐	软米饭(大米 150 g),炒猪肝(猪肝 100 g),炒塌菜(塌菜 150 g、猪瘦肉 25 g)
加餐	牛奶 100 ml

注:全日烹调用盐 6 g,味精 1 g,油 30 ml。

【低脂肪膳食】

(1)适用范围:低脂肪膳食适用于肝、胆、胰疾病患者,腹泻或腹泻恢复期,脂肪吸收障碍,高脂血症及肥胖症等患者。

(2)膳食要求

1)根据病情限制脂肪供给量:每天脂肪供给量<40 g;需严格限制者,每天脂肪供给量为 20~30 g 或无脂肪(适用于急性胰腺炎)。忌肥肉、荤油、高油脂点心,用植物油代替动物油。

2)选择合适的烹调方法:采用蒸、煮、炖、凉拌等无油或少油的烹调方法,以减少烹调用油。

(3)食物选择

1)可用食物:包括谷类、不用油煎炸的瘦肉类、禽类、鱼类、脱脂乳制品、蛋类、豆类、薯类、各种蔬菜和水果。

2)忌用:含脂肪高的食物,如肥肉、五花肉、全脂乳及其制品、花生、芝麻、松子、核桃、蛋黄、油酥点心及重油煎炸的食物等。

20. 上消化道出血期间为什么要禁食、水? 如果出现口干、口渴该怎么办?

上消化道出血期间应严格禁食、水,以免刺激胃肠道的蠕动,加大再出血风险。出现口干、口渴时，不可盲目饮水，可用湿棉签沾湿嘴唇，或者用温水漱口。另外，口干、口渴症状除禁食、水因素外，还应考虑是否存在其他因素所致血容量不足的情况。

21. **什么是入量和出量？上消化道出血患者为什么要记录出入量？**

(1)24 小时内进入和排出人体的液体量分别称为入量和出量（图 2-34）。

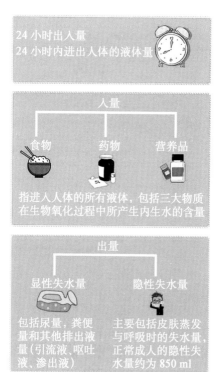

图 2-34 入量和出量

（2）对患者出入量的准确记录和动态分析，能够为医师制定及调整诊疗方案提供依据，可以有效地控制因液体量过多或过少对患者造成的不利影响，同时有助于医师观察患者病情的发展状况和病情改善情况。根据患者的摄入量情况，为患者制定合理的治疗方案。食物含水量见表 2-17。

表 2-17　常见食物含水量一览表

单位：g

食物名称	食物重量	含水量	食物名称	食物重量	含水量
米饭（1 中碗）	100*	240	大白菜	100	96
大米粥（1 大碗）	50*	400	冬瓜	100	97
面条（1 大碗）	100*	250	豆腐	100	90
馒头（1 个）	50*	25	带鱼	100	50
花卷（1 个）	50*	25	西瓜	100	79
油饼（1 个）	100*	25	甜瓜	100	66
豆沙包（1 个）	50*	34	西红柿	100	90
菜包（1 个）	150*	80	萝卜	100	73
水饺（1 个）	10*	20	李子	100	68
蛋糕（1 块）	50	25	樱桃	100	67
饼干（1 块）	7	2	黄瓜	100	83
煮鸡蛋（1 个）	40*	30	苹果	100	68
松花蛋（1 个）	60*	34	梨子	100	71
咸鸭蛋	100	70	葡萄	100	65
蒸鸡蛋	60*	260	桃子	100	82
藕粉（1 大碗）	50*	210	杏子	100	80
馄饨（1 大碗）	100*	350	柿子	100	58
牛奶	250	217	香蕉	100	60
豆浆	250	230	橘子	100	54
牛肉	100	69	菠萝	100	86
猪肉	100	29	柚子	100	85
羊肉	100	59	广柑	100	88
青菜	100	92			

注：*. 为原料重量。

22. 上消化道出血期间能刷牙、洗头吗?

出血期间应避免大幅度活动,以降低出血风险。乏力明显的患者由医护人员行口腔护理,再使用碳酸氢钠漱口液漱口,每天 4 次(三餐后和睡前);患者可由医护人员协助在床上洗头、酒精擦拭或使用免洗洗发帽洗头。

免洗洗发帽的使用方法见图 2-35。

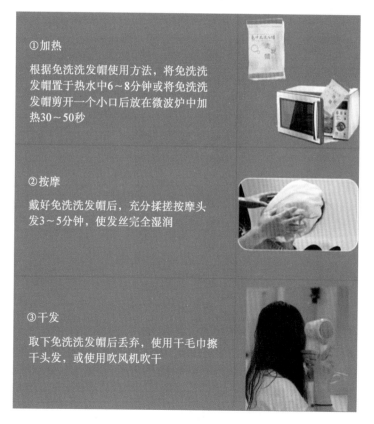

图 2-35　免洗洗发帽的使用方法

23. 上消化道出血恢复期如何活动?

患者应保证充足的睡眠,生活起居有规律,出血停止后,随着病情的好转可先坐起,不感到头晕时可以起床在床边活动,由专人搀扶如厕,待体力恢复后,再逐渐增加活动量,以不加重疲劳感和其他症状为度。应注意活动时宜慢,做到 3 个"30 秒"(醒后卧床 30 秒再坐起,坐起 30 秒再站立,站立 30 秒再行走)。

24. 上消化道出血恢复期活动时应注意什么? 跌倒或坠床会带来什么后果? 高危人群是哪些? 因素有哪些? 如何预防跌倒或坠床?

(1)患者出血后比较虚弱,加之卧床时间较长,双下肢无力,建议以卧床休息为主,如果贸然活动,会增加跌倒的风险。

(2)跌倒或坠床可能引起的后果:可造成外伤、骨折、内出血,甚至死亡,在增加患者的痛苦和家庭负担的同时,也易引发不必要的医疗纠纷。

(3)跌倒或坠床的高危人群:行动不便的患者,有跌倒史、意识障碍、运动障碍或视力障碍的患者,服用影响意识或活动的药物,如镇静催眠药、泻药、利尿药等,贫血或低血糖患者,营养不良、虚弱或头晕的患者。

(4)导致跌倒或坠床的因素:分内在因素和外界环境因素。

1)内在危险因素。①生理因素:步态和平衡功能,感觉系统、中枢神经系统及骨骼肌系统功能的损害和退化是引起老年人跌伤的常见原因;②疾病因素:疾病及其伴随症状会增加跌倒概率,如乏力、视力或听力下降、骨关节疼痛等;③药物及不良反应:降压药、降糖药、利尿药、镇静类及心血管类药物等;④心理因素:低落的情绪及不佳的心理状态也增加跌倒的危险;⑤患者自身:衣裤过于肥大,穿不合适的鞋子,如布制一次性拖鞋,或起立太快导致晕厥。

2)外在环境因素。①病室环境:地面湿滑、不平坦,昏暗的灯光,步行途中有障碍物,家具高度和摆放位置不恰当等。②卫生间设置:防跌倒或坠床的基础设施不足,有台阶易绊倒等。

(5)预防跌倒或坠床的措施

1)活动时应评估周围环境,有无障碍物,活动时应靠近走廊两侧的扶手。

2)行动不便、虚弱或无法自我照顾、视力下降的患者,外出时应请家属在旁陪伴,协助活动(图 2-36)。

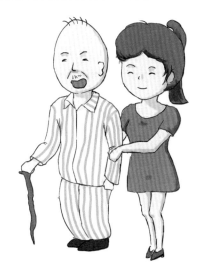

图 2-36　家属陪伴最重要

3)下床时请慢慢起身,做到 3 个 30 秒(即醒后卧床 30 秒再坐起,坐起 30 秒再站立,站立 30 秒再行走),特别是在服用某些特殊药物,如降压药、利尿药或催眠药等,更应该遵循这个原则。

4)保持病房、走廊内灯光明亮,使患者行动更方便。如厕时勿将门锁上,应缓慢蹲下、缓慢站起。

5)保持地面干燥。如地面湿滑,及时请工作人员处理,浴室内放置防滑垫。

6)将行李等大件物品收纳于柜中,保持行走通道通畅,其他常用生活用品放在容易取到的地方。

7)卧床时请拉起床挡,特别是患者躁动不安、意识不清时。

8)穿尺码合适的衣裤和鞋,如衣裤偏长,可卷起,以免绊倒,避免穿着一次性拖鞋。

9)当需要协助时及时按呼叫铃,护士会来到您身边。

25. 既往发生或反复发生上消化道出血患者如何做好居家管理?

(1)饮食原则

1)"十二字方针":主食粥化,辅食汤化,水果汁化。

2)"四大原则":温软为优,坚硬为禁;清淡为好,油炸为忌;慢食为宜,暴食为害;鲜食为妙,过食为弊。

(2)特殊药物服用原则:服用恩替卡韦等抗病毒药物时应定时、定点、定量,切勿私自停药或更改剂量,以免因病毒复制而造成病情加重;服用盐酸普萘洛尔前需静息状态下数脉搏 1 分钟,如脉搏 $<$ 50 次/分或出现头晕、血压下降等不适症状,应立即停药并及时咨询医师;合并糖尿病、高血压的患者,需按时服用降血糖及降血压药物,条件允许时自我监测血糖及血压变化。

(3)保持大便通畅,并自我观察大便的颜色、性状、量,如发现大便颜色异常(如大便发黑、带血),排除痔及进食动物肝脏、铁剂等使大便颜色发黑、带血的因素后,应及时到医院就诊;避免用力排便、咳嗽等使腹内压骤升的动作,以免腹内压骤升引起出血。

(4)定期复查,不适随诊。

第三节　肝性脑病

【案例】　吴先生,退休工人,2007 年因轻度乏力就诊时发现 HBsAg 阳性,肝功能异常,当地医院给予保肝治疗后好转。2013

年11月因明显乏力再次就诊,化验提示肝功能明显异常,HBV大量复制,影像学检查提示肝硬化、食管胃静脉曲张、脾肾分流,给予抗病毒、抗纤维化等综合治疗后,病情好转出院。2018年5月,吴先生进食较多肉食,且多日未排大便。起初家属发现吴先生白天总是睡觉,到了晚上就精神亢奋、喋喋不休,并未引起注意,直到某天晚上吴先生把衣柜当作洗手间如厕,家属才发现情况不对,遂将其送入医院急诊科,经检诊后确诊为"乙型肝炎肝硬化失代偿期合并肝性脑病",给予脱氨、通便等综合治疗后,病情好转出院。出院后吴先生严格按照医师的指导,合理控制蛋白摄入量,始终保持排便通畅,并坚持口服药物治疗,定期复查,目前病情稳定。

一、肝性脑病的基础知识

1. 肝性脑病的概念是什么?

肝性脑病(hepatic encephalopathy,HE)是由急、慢性肝功能严重障碍或各种门静脉-体循环分流(以下简称"门-体分流")异常所致的、以代谢紊乱为基础、轻重程度不同的神经精神异常综合征,又称为"肝昏迷"。

2. 肝性脑病的诱因有哪些?

(1)最直接的原因:肝实质弥漫性损害可致肝性脑病,如肝硬化、重症肝炎及肝癌等。

(2)最常见的诱因:感染,包括腹腔、肠道、尿路和呼吸道等感染,尤以腹腔感染最为常见。

(3)其他诱因:消化道出血、电解质和酸碱平衡紊乱、大量放腹水、高蛋白饮食、低血容量、利尿、腹泻、呕吐、便秘、经颈静脉肝内门体静脉分流术,以及使用催眠镇静药、麻醉药等。

二、肝性脑病的临床表现

肝性脑病的分级及症状、体征有哪些?

肝性脑病是一个从认知功能正常、意识完整到昏迷的连续性表现。各分级在临床上界限并不明显,详见表 2-18。

表 2-18　肝性脑病的分级、症状和体征

分级	神经精神学症状（即认知功能表现）	神经系统体征
无肝性脑病	正常	神经系统体征正常,神经心理测试正常
潜在肝性脑病	不易觉察的人格或行为变化	神经系统体征正常,但神经心理测试异常
肝性脑病 1 级	存在琐碎轻微临床征象,如轻微认知障碍,注意力减弱,睡眠障碍（失眠、睡眠倒错）,欣快或抑郁	可引出扑翼样震颤,神经心理测试异常
肝性脑病 2 级	明显的行为和性格变化;嗜睡或冷漠,轻微的定向力异常（时间、定向）,计算能力下降,运动障碍,言语不清	易引出扑翼样震颤,不需要做神经心理测试
肝性脑病 3 级	明显定向力障碍（时间、空间定向）,行为异常,半昏迷到昏迷,有应答	通常无法引出扑翼样震颤,可见踝阵挛、肌张力增高、腱反射亢进,不需要做神经心理测试
肝性脑病 4 级	昏迷（对言语和外界刺激无反应）	肌张力增高或中枢神经系统阳性体征,不需要做神经心理测试

三、肝性脑病的治疗和护理

1. 肝性脑病常见的治疗方法有哪些?

早期识别、及时治疗是改善肝性脑病预后的关键。

（1）去除诱因

1）感染是最常见的诱发因素,应积极寻找感染源,尽早使用敏感抗菌药物治疗。

2）消化道出血的当天或其后数天均易发生肝性脑病,应尽快止血,并清除胃肠道内积血。

3）过度利尿引起的血容量不足性碱中毒和电解质紊乱会诱发肝性脑病,应暂停利尿药,补充液体及白蛋白,纠正电解质紊乱。

4）低血容量性低钠血症（特别是血钠<110 mmol/L）者,应遵医嘱输入相应浓度氯化钠溶液。

5）便秘时可行灌肠或导泻,首选 0.9%氯化钠溶液清洁灌肠,或乳果糖 100 ml 保留灌肠,也可用弱酸性溶液（如稀醋酸液）灌肠,禁用肥皂水灌肠。

（2）药物治疗

1）脱氨治疗:高血氨是肝性脑病发生的重要因素,因此,减少氨的生成和吸收非常重要。常用脱氨药物包括:①乳果糖,乳果糖可以降低肠道 pH,抑制肠道细菌生长,使肠道细菌产氨减少,并可以减少氨的吸收,促进血液中的氨从肠道排出。常用量为每次口服 15～30 ml,每天 2～3 次（根据患者反应调整剂量）,以每天排 2～3 次软便为宜。②门冬氨酸鸟氨酸,通过促进肝脏鸟氨酸循环和谷氨酰胺合成减少氨的水平,可明显降低患者空腹血氨和餐后血氨。剂量一般为每天 10～40 g 静脉滴注。③其他降氨药物,如精氨酸、谷氨酰胺。

2）镇静药物:适用于肝性脑病期间严重精神异常的患者,如躁狂、危及自身或他人安全、不能配合医师诊疗者。

(3)饮食营养支持

1)能量摄入:每天理想能量摄入为 35～40 kcal/kg(至少包含复合碳水化合物 50 g),鼓励患者少食多餐,每天均匀分配小餐,睡前加餐。白天禁食时间不应超过 3～6 小时。

2)蛋白质的摄入:一般肝硬化患者需每天蛋白质摄入量为 1.2～1.5 g/kg 来维持氮平衡,肥胖或超重的肝硬化患者日常膳食蛋白质摄入量维持在 2 g/kg,而合并肝性脑病患者蛋白质补充应遵循以下原则,即 3、4 级肝性脑病患者应禁止从肠道补充蛋白质;轻微肝性脑病或 1、2 级肝性脑病患者开始数日应限制蛋白质摄入,控制在每天 20 g,随着症状的改善,每 2～3 天可增加 10～20 g 蛋白质,优选植物蛋白,如豆类(以黄豆为好)、谷类、米类、薯类、干果类等。对慢性肝性脑病患者,鼓励其少食多餐,摄入蛋白质宜个体化,逐渐增加蛋白质总量。常见食物中蛋白质含量见表 2-19。

表 2-19　常见食物蛋白质含量

单位:g/100 g

食物名称	蛋白质含量	食物名称	蛋白质含量
小麦粉(标准粉)	11.2	黄豆(大豆)	35.0
粳米	7.7	绿豆	21.6
籼米	7.7	赤小豆(小豆)	20.2
玉米(黄、干)	8.7	花生仁(生)	24.5
玉米粉(黄)	8.1	猪肉(肥瘦)	13.2
小米	9.0	牛肉(肥瘦)	19.5
高粱	10.4	羊肉(肥瘦)	19.0
马铃薯(土豆、洋芋)	2.0	鸡(平均)	19.3
甘薯(山芋)	0.2	鸡蛋(平均)	13.3
蘑菇(干)	21.1	草鱼(白鲩、草包鱼)	16.6
紫菜(干)	26.7	牛奶(平均)	3.0

3)多进食润肠通便及富含维生素的食物,如香蕉、蜂蜜、燕麦、酸奶、新鲜的蔬菜、水果、豆制品和全谷物制品等,保持大便通畅。进食时需注意细嚼慢咽,避免进食油腻、油炸食物。

(4)人工肝治疗:能在一定程度上清除部分炎症因子、内毒素、血氨和胆红素等,可改善肝性脑病。

(5)肝移植术。

2. 服用乳果糖为什么大便次数会增多? 服用乳果糖后每天排便几次视为正常?

乳果糖在小肠内不被吸收,但可在结肠中被消化道菌群转化成低分子量有机酸,可以使肠道内 pH 下降,保留水分,增加粪便体积,对肠壁产生机械性刺激,加速结肠蠕动,从而保持大便通畅,缓解便秘,恢复结肠的生理节律。同时还可以促进肠道嗜酸菌(如乳酸杆菌)的生长,抑制蛋白分解菌,使氨转变为离子状态,通过降低肠道内 pH,而发挥渗透效应,并改善细菌氨代谢,发挥导泻作用,有效预防肝性脑病。

肝硬化合并血氨或胆红素升高的患者,口服乳果糖后每天排2~3 次软便为宜。若患者出现腹痛不适症状,则应暂停服药并及时咨询医师。

3. 什么是失禁相关性皮炎? 该如何预防及护理?

(1)失禁相关性皮炎(图 2-37)是指由于暴露于尿液或粪便所造成的皮肤损伤,是一种发生在大小便失禁患者身上的接触性、刺激性皮炎,任何年龄段均可发生,其影响的皮肤范围不限于会阴部。

(2)预防及护理:流程为清洗—润肤—隔离保护。

1)清洗:需注意采用一次性软布或面巾纸,清除脏物;清洗皮肤动作要轻柔,不可用力擦拭皮肤,尽量采用冲洗或轻拍式;水温不可过高;选择皮肤清洗液最好是无香味、无刺激性,接近皮肤的pH(pH 范围在 7.3~7.4),可使用 3 合 1 的皮肤清洗液(如 3M

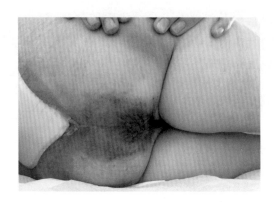

图 2-37　失禁相关性皮炎外观

清洁洗剂），可同时完成清洁、润肤和隔离保护。大小便失禁患者不建议使用肥皂清洁会阴皮肤。

2）润肤：①保湿剂作用是锁住角质层的水分，如甘油、维生素 E 乳、橄榄油和香油等；②喷洒液体敷料后按摩皮肤，均匀涂抹，利于吸收，保护皮肤，但对于破损的皮肤不可用。

3）隔离保护：常见的皮肤保护剂有两类。①油膏类：如茶油、紫草油、木瓜霜、氧化锌、二甲硅油、鞣酸软膏等。②液体状的丙烯酸酯：3M 液体保护膜。

对于已经发生破损的皮肤，目前推荐采取以下措施：涂造口粉＋喷 3M 液体敷料，每隔 30 秒重复 1 次，共 3 次。破溃处感染时，使用银离子敷料喷涂破损皮肤。

4. 输液过程中为什么禁止随意调节滴速？

大部分患者不清楚输液速度对治疗的影响，认为液体无论输注多长时间，只要输完就行，这是错误的想法。输液速度太快或太慢都有可能会影响疗效，输注过快容易引起发热、静脉炎、循环负荷过重等输液反应，严重时甚至有生命危险，而输注过慢会影响药效或增加药物不良反应的发生，例如，青霉素滴注超过 30 分钟发生过敏反应的概率会升高，严重时甚至导致过敏性休克。

输液滴速一般成年人为 60～80 滴/分，儿童为 20～40 滴/分，对心、肺、肾功能不良者、年老体弱及婴幼儿应减慢滴速。某些特殊用药需快速滴注或缓慢滴注，护士会根据病情及药物性质调节好滴速。例如，输注门冬氨酸鸟氨酸时若输注速度过快（＞5 g/h），会导致恶心、呕吐甚至头痛，减慢滴速后（≤5 g/h）症状会有所缓解。为精准控制输注速度，临床上，通常会使用微量泵或输液泵控制。因此，输液时请不要自行调节滴速（图 2-38），如在输液过程中有任何不适，请及时呼叫护士。

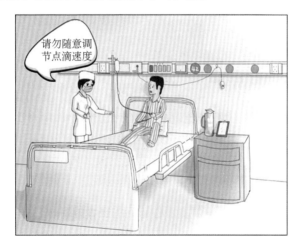

请勿随意调节点滴速度

图 2-38　不宜随意调节输液滴速

5. 输液过程中突发憋气、胸闷、腰痛等症状时该怎么办？

在输液过程中如果突发憋气、胸闷、腰痛等症状，要立即夹闭正在输注的液体，并呼叫医务人员。患者应卧床等待，切忌私自拔除液体或下床走动。

6. 若输入体内的液体太凉,是否可以加热液体?

不建议。在临床上常发现患者因输入液体的温度太低,习惯把输液器直接缠绕在热水袋上给液体加热,这种做法是错误的。药物在加热后其药性和溶解度可能会发生改变,可能导致输液反应的发生。如果在输液过程中因为液体太凉导致身体不舒服,可以在穿刺点上方 5 cm 皮肤处用温热毛巾外敷或在穿刺侧肢体下垫一个热水袋、暖手宝等,以缓解不适症状,但应注意用物的温度,谨防烫伤。

7. 如何做好肝性脑病患者的安全防护?

(1)绝对卧床休息,加双侧床挡,禁止下床,防止发生跌倒或坠床,身旁必须有专人看护,防走失。

(2)对于昏迷患者,应取平卧位,头偏向一侧,防窒息,并取下义齿。

(3)对于躁狂患者,应用约束带适当约束,同时使用镇静药物。注意保护其头部,避免磕碰。剪短指甲,并移除身边尖锐、锋利的危险品,如刀片、剪刀等,以防自残或伤人。

(4)严格床旁交接皮肤、导管固定及液体输注等情况,防止出现压力性损伤、导管滑脱及液体外渗等情况。

8. 既往发生或反复发生肝性脑病的患者如何做好居家管理?

(1)消除诱因、保持大便通畅、预防感染和上消化道出血,慎用镇静类药物等。

(2)限制蛋白质摄入量:建议以每天摄入 30~40 g 植物蛋白为宜。肝性脑病患者蛋白质补充遵循以下原则。

轻微型肝性脑病(minimal hepatic encephalopathy,MHE)、1~2 级肝性脑病患者应限制蛋白质的摄入,蛋白质摄入量控制在每天 20 g,随着症状的改善,每 2~3 天可增加 10~20 g 蛋白质;3~4 级肝性脑病患者应禁止从肠道补充蛋白质;植物蛋白优于动物蛋白;慢性肝性脑病患者,鼓励少食多餐,摄入蛋白质宜个体化,逐渐增加蛋白质摄入的总量。

(3)做好病情观察:早识别、早就医,以免延误病情。

1)观察有无精神或行为异常,如欣快、淡漠少言、衣冠不整、随地大小便等;虽能应答准确,但吐词不清,且缓慢;昼睡夜醒。严重者可出现嗜睡、昏迷。

2)观察记忆力、定向力、计算力是否减退。①记忆力测试方法:例如,询问患者家在哪里?有几个儿女?②定向力测试方法:例如,询问患者现在自己在哪里?哪边是左、右?③计算力测试方法:采用"连加连减"方法,例如:5+3=?(8),8+4=?(12),12-5=?(7),或20-8=?(12),12-6=?(6),6+4=?(10)等。

3)检查患者是否出现扑翼样震颤。扑翼样震颤检查动作要点:嘱患者闭眼,两臂平伸,肘关节固定,手掌向背侧伸展,手指分开。此时,可见到手向外侧偏斜,掌指关节、腕关节甚至肘与肩关节急促而不规则地扑翼样抖动(图2-39)。

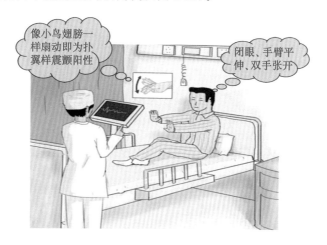

图2-39 扑翼样震颤检查

第四节 肝肾综合征

【案例】 李先生,已退休,既往体健,无心、脑、肺、肾等慢性病史,2006 年发现"丙肝肝硬化",治疗后病情好转。此后未再定期复查及继续治疗,平素生活起居亦未注意。2015 年 6 月突然出现眼黄、尿黄,伴有肚子胀满,食欲缺乏,全身无力,双下肢水肿,每天的尿量也明显减少,遂急诊住院,完成相关检查发现肝功能、肾功能明显异常,低钠血症;尿常规结果无异常,腹部超声检查见大量腹水,但泌尿系统超声检查无异常,确诊为"丙型肝炎肝硬化失代偿期合并腹水、肝肾综合征",虽然积极给予保肝、改善肾功能、补充白蛋白等综合治疗,李先生的肾功能仍急剧恶化,最终因肝肾综合征抢救无效去世。

1. 什么是肾功能?

肾功能是指肾脏排泄体内代谢废物,维持机体钠、钾、钙等电解质稳定及酸碱平衡的功能。可通过以下检查评估肾功能:①尿液检查,包括尿常规、尿白蛋白、尿总蛋白等;②肾功能检查,包括血肌酐(SCr)、尿 β_2 微球蛋白等;③影像学检查,包括超声、CT 和磁共振成像等;④病理学检查:多为经皮肾穿刺活检,病理学检查对疾病判断准确率高,但该操作为有创性操作。

2. 什么是慢性肾脏病?

慢性肾脏病指出现肾脏损伤的标志持续超过 3 个月,或者肾小球滤过率<60 ml/(min·1.73m²)持续超过 3 个月。肾脏损伤的定义是指肾脏病理学检查异常,或者肾脏影像学检查异常或血、尿中有关肾脏疾病的检查异常。

3. 肝硬化患者为什么会出现肾功能异常?

(1)慢性活动性肝炎后肝硬化常可引起膜性肾小球肾炎、膜性增生性肾小球肾炎和系膜增生性肾小球肾炎及肾小球硬化,这些肾脏实质器官的炎症等病变及解剖学的损伤均会引起肾功能异常。

(2)肝硬化失代偿期会出现不同程度的腹水、血清白蛋白降低等,这些因素导致有效血容量减少,使肾脏灌注量也随之下降,造成少尿。肾血管收缩、肾血流量重新分配,肾皮质的血流量明显减少,导致肾皮质缺血,肾小球滤过率降低,临床上可出现少尿或无尿,以及水、钠潴留,严重者则可导致功能性肾衰竭。

4. 肾功能不全者如何调整用药的剂量和用法?

肾功能不全患者体内药物的代谢和排泄过程与正常人不同,临床上应根据下列因素来调整药物的剂量和用法,即肾功能损害程度、药物毒性、药物的蛋白结合率、药物的主要排泄途径及药物的可透析性。

对肾功能不全者用药调整方法有:①减量法,药物初量不变,维持量减少,两次用药间隔不变;②延长间期法,药物用量不变,延长用药间隔,具体药物仍以相应说明书用法用量为准。

5. 什么是肝肾综合征?

肝肾综合征(hepatorenal syndrome,HRS)是严重肝病患者病程后期出现的功能性肾衰竭,肾脏无明显器质性病变,是以肾功能损伤、血流动力学改变和内源性血管活性物质明显异常为特征的一种综合征。肝硬化腹水患者合并急性肾衰竭,出现肾小球滤过率急性显著下降,血肌酐＞133 $\mu mol/L$ 者可诊断急性肾损伤(acute kidney injury,AKI),若排除其他引起 AKI 的病因,结合肾脏无明显器质性病变等,则可做出 HRS 的诊断。

(1)根据患者病情进展及预后,HRS 分为两型。

1)1 型 HRS:快速进展性肾功能损害,2 周内血肌酐上升超过基础水平 2 倍或血肌酐>226 μmol/L,或者肾小球滤过率下降50%以上[<20 ml/(min·1.73m^2)]。

2)2 型 HRS:缓慢进展性肾功能损害,中度肾衰竭,血肌酐133~226 μmol/L,常伴有顽固性腹水,肾功能下降过程缓慢;多为自发的过程,有时也有诱因,预后相对 1 型要好,但中位生存期较无氮质血症的肝硬化患者短。

(2)HRS 诊断标准:少尿(<400 ml/d)或无尿(<100 ml/d)、血肌酐>133 μmol/L,停止使用利尿药并用白蛋白 1g/(kg·d)扩容(亦可静脉输注等渗盐水 1500 ml 扩容)2 天后,血肌酐水平无降低;患者未出现休克、细菌感染、体液丢失,近期未使用肾毒性药物;低钠血症(血钠<125 mmol/L)与低尿钠(<10 mmol/L),无蛋白尿(<500 mg/d);无肾间质病变,超声未显示尿路梗阻。

6. 肝肾综合征的发病与哪些因素有关?

(1)治疗难度大的腹水或因进食减少、呕吐、腹泻、利尿药应用不当,使循环血容量减低,激活肾血管收缩功能。

(2)肝衰竭时肝脏对血液中有毒物质清除力减弱,加重了肾脏损害。

(3)自发性细菌性腹膜炎(SBP),文献报道,约 30%的 SBP 可发展为 HRS。

7. 肝肾综合征有哪些临床表现?

(1)肝功能异常表现的患者常有乏力、食欲缺乏、尿黄,甚至出现呕血、黑便等消化道出血表现,嗜睡、意识不清等肝性脑病的表现。

(2)尿量减少,但大多数患者每天的尿量超过 400 ml。

(3)常存在严重的心血管异常,表现为心慌、胸闷等,但很少有肺水肿。

（4）严重的细菌性感染、败血症、自发性细菌性腹膜炎、肺炎是本病常见并发症,患者常有发热、腹痛、腹泻、咳嗽、咳痰等表现。

8. 肝肾综合征的预后、预防及治疗有哪些?

（1）预后:肝肾综合征是终末期肝硬化的严重并发症,病死率高,预后较差。

（2）预防:在某种程度上有一定的预防办法,包括保护肝功能,防止病情出现恶化;避免大量利尿或放腹水,控制肝性脑病;治疗感染,特别是自发性细菌性腹膜炎;纠正水、电解质和酸碱平衡。

（3）治疗:治疗药物包括特利加压素、盐酸米多君、去甲肾上腺素、奥曲肽、托伐普坦等,也可以采取肾脏替代治疗、TIPS 治疗等,而肝移植是最终的治疗方法。

9. 肝肾综合征患者应如何护理?

（1）卧床休息,保持心情舒畅,可以听广播、让家人给读书念报等方式,防止长期卧床产生焦虑情绪。

（2）饮食适量补充优质蛋白质,保持大便通畅,警惕心脑血管疾病的发生。避免辛辣刺激、不易消化的食物,应细嚼慢咽,避免诱发消化道出血。

（3）保持大便通畅,以排出肠道内有毒物质,降低发生肝性脑病的风险。注意观察大便颜色,如大便颜色是黑色或呈柏油样,及时告知医师,警惕上消化道出血。

（4）观察患者意识、性格、情绪和行为有无异常,及时报告医师。

（5）指导患者限制钠的摄入,食盐以每天 2～3 g 为宜,严重高血压、水肿、无尿者每天摄入盐应小于 2 g。准确记录出入量,出量包括尿液、大便、呕吐物的总量;入量包括饮水量及喝粥、喝汤、喝奶等液状食物的总量。

（6）减少家属探视人数及缩短探视时间，避免交叉感染。

（7）长期卧床且消瘦的患者，应给予气垫床，在骨性标志突出部位给予泡沫敷料，定时翻身，可间断局部按摩，增加血液循环，避免压力性损伤的发生。

（8）遵医嘱按时用药，定期复查肝、肾功能和电解质等。

10. 肝肾综合征患者在饮食上有哪些注意事项?

（1）合理控制蛋白质摄入：以优质蛋白为主，如鱼肉、鸡蛋、牛奶、瘦肉等；由于植物蛋白（如花生、豆浆、豆腐等）中含非必需氨基酸多，应减少摄入。

（2）保证热量供给：一般每天 30～35 kcal/kg，主要由糖类和脂肪供给。可选用热量高、蛋白质含量低的食物，如藕粉、薯类、粉丝等，同时给予富含维生素 C 和 B 族维生素的食物。

（3）限制钠、钾、磷的摄入：低盐饮食，食盐摄入在"肝肾综合征患者应如何护理"中已经提及；避免进食含磷高的食物，如全麦面包、动物内脏、干豆类、奶粉、巧克力等；慎食高钾食物，如香蕉、橘子、菇类、木耳、紫菜、海带、干贝、虾米、莲子等。

（4）忌食高嘌呤食物：如动物内脏、海鲜、菠菜、菇类等。严格禁止饮用啤酒。

饮食护理的前提是改善患者的食欲：患者应适当做些伸展运动，保持口腔清洁，进食环境整洁、舒适，食物尽量做到色、香、味俱全，可少食多餐。

第五节　肝源性糖尿病

【案例】　老郑自幼发现携带 HBV，却不注意定期体检和保养，经常饮酒。45 岁时因"乙肝肝硬化"住进了医院，住院期间还发现血糖明显升高，诊断为"糖尿病"。老郑觉得自己妈妈和哥哥都患有乙肝，自己也患有乙肝并不奇怪，但是家族中却没有糖尿病患者,怎么就患了糖尿病呢? 医师告诉他,这是"肝源性糖尿病",是由于长期或严重肝脏疾病引起的血糖异常,需要接受治疗,随着肝脏病变的好转,糖尿病也会逐渐减轻。从此,老郑开始重视自己的健康,积极配合治疗,很快好转出院了。出院后,老郑开始戒酒戒烟、规律生活、控制饮食、按时打针服药。大约 3 年以后,他的肝功能稳定,HBV DNA 检测不到、血糖控制稳定,影像学检查结果提示肝硬化没有继续进展,而且老郑治疗糖尿病的胰岛素用量也逐渐减量了。

一、肝源性糖尿病的基础知识

1. 什么是肝源性糖尿病?

肝源性糖尿病是指继发于慢性肝功能损害的糖尿病。肝脏在葡萄糖稳态中起关键作用,在进食状态下储存糖原,空腹时经过糖原分解及糖异生生成葡萄糖。肝脏疾病的发生与葡萄糖代谢紊乱之间有密不可分的联系,肝硬化患者中,由于肝功能不全和门静脉高压导致的肝源性糖尿病比较常见。

2. 肝源性糖尿病与糖尿病有何关联?

肝源性糖尿病属于 2 型糖尿病,其治疗和护理与 2 型糖尿病大致相同,以干预生活方式为主(控制饮食、积极锻炼、减肥、戒烟限酒等),如果血糖持续升高,结合降糖药物来治疗,必要时还会联合胰岛素来控制血糖。

3. 肝源性糖尿病的发病率是多少?

全球范围内,相比于糖尿病在健康人群中 1% 左右的发病率,肝源性糖尿病的发病率为 20%～30%。慢性肝功能障碍患者中糖尿病的发病率明显升高,尤其在肝硬化患者中,有 48.5%～76.3% 存在糖耐量减退。

二、肝源性糖尿病的临床表现

1. 肝源性糖尿病患者有哪些临床症状和体征?

(1)肝源性糖尿病通常起病隐匿,临床症状轻重不一,通常与肝损伤严重程度相一致,临床表现也多以肝病症状为主,如乏力、食欲减退、腹胀等,而多饮、多食、多尿、体重减轻的症状并不明显。

(2)肝源性糖尿病多发生于中老年男性,可能与男性慢性肝病患者多见有关。

2. 肝源性糖尿病患者的血糖水平如何?

肝源性糖尿病患者空腹血糖大多正常或轻度升高,以餐后 2 小时血糖升高为主,可有尿糖现象出现。

三、肝源性糖尿病的治疗和护理

要同时治疗肝病和糖尿病的症状。有相当一部分患者经积极的肝病治疗和饮食控制,血糖可恢复正常,控制血糖的药物治疗首选胰岛素。

1. 临床使用的胰岛素分几种? 注射时间上有什么要求?

临床常用的胰岛素制剂分类、常用药物及注射时间见表 2-20。

表 2-20　常用胰岛素制剂分类、药物及注射时间

分类	常用药物	注射时间
速效胰岛素类似物	门冬胰岛素、赖脯胰岛素、谷赖胰岛素	每天 3 次,餐前 0～15 分钟或餐后 15 分钟内注射
短效胰岛素	普通胰岛素	每天 3～4 次,餐前 30 分钟注射
中效胰岛素	低精蛋白锌胰岛素	每天 1～2 次,早晚餐前 30 分钟注射

（续　表）

分类	常用药物	注射时间
长效胰岛素	精蛋白锌胰岛素	每天 1 次,早餐前 30 分钟注射
长效胰岛素类似物	甘精胰岛素、地特胰岛素	每天 1～2 次,固定时间注射
预混胰岛素	70％中效胰岛素＋30％短效胰岛素,50％中效胰岛素＋50％短效胰岛素	每天 2 次,早晚餐前 15 分钟或餐后即刻注射
预混胰岛素类似物	预混门冬胰岛素 30、预混赖脯胰岛素 25、预混赖脯胰岛素 50,预混门冬胰岛素 50	每天 2 次,早晚餐前 15 分钟或餐后即刻注射

注:长效胰岛素:每天 1 次,建议每天 11:00 注射,间隔时间为 24 小时 1 次;每天 2 次,建议每日 7:00－19:00,间隔时间为 12 小时 1 次,注射时间与进食无关。

2. 胰岛素在保存方面需要注意什么?

胰岛素很"娇嫩",需要小心保存,胰岛素稳定性易受温度、光照和振动等影响,当温度低于 0 ℃或超过 25 ℃时,胰岛素活性会遭到破坏或降低,因此,保存胰岛素应做到以下事项。

(1)未开封的胰岛素:应储存在 2～8 ℃的环境中,避免冷冻和阳光直射。

(2)已开封的胰岛素:在室温下应避光保存(有效期为开启后 28 天,且不能超过保质期),室温下胰岛素的稳定性更佳,注射时的疼痛感也较低。如果室温超过 25 ℃,请将已开启的胰岛素放置在冰箱冷藏室 2～8 ℃保存,使用前需提前 30 分钟从冰箱内取出,胰岛素在室温下复温后再使用,反复的温度变化会影响胰岛素的效能。

（3）胰岛素在冰箱内储存的位置：应固定胰岛素的放置位置，切忌放置于冰箱门上，因为反复开关冰箱门，使胰岛素振荡，影响药物稳定性（图 2-40）。

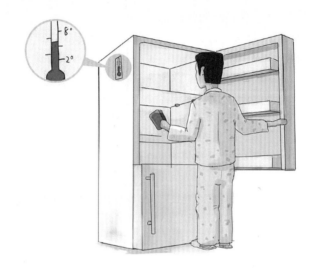

图 2-40　胰岛素的储存

3. 日常注射胰岛素需要注意什么？

（1）因检查或病情需要空腹时不宜注射胰岛素，以免发生低血糖。

（2）不可随意更改胰岛素的注射剂量，以免影响血糖波动或出现低血糖。

（3）注射前用乙醇对皮肤进行消毒。

（4）更换注射部位：人体适合注射胰岛素的部位有腹部（脐周 2.5 cm 以外）、大腿外侧、上臂外侧和臀部（通常为外上方处）皮下。胰岛素在腹部的吸收速度最快，上臂、大腿和臀部吸收速度较慢，一旦注射部位出现脂肪增生、疼痛、硬结、炎症或感染，应立即停止在该部位注射,应更换注射部位。若在同一区域内注射,则应距上次注射点至少 1 cm;避免在 1 个月内重复使用同一注射点。

(5)注射前混匀胰岛素:短效和速效胰岛素在外观上是无色透明的,可直接注射;而一些预混胰岛素外观是不透明的,由非单一成分组成,因此在使用之前,应将胰岛素水平滚动和上下翻动各 10 次,使瓶内药液充分混匀,直至胰岛素变为均匀的白色云雾状液体。

(6)捏皮与进针角度:根据注射部位皮肤厚度,结合所用的针头长度决定是否需要捏皮。使用较短(4 mm 或 5 mm)的针头时,无须捏起皮肤,可垂直进针。使用较长(≥6 mm)的针头时,需要捏皮和/或 45°进针,以降低肌内注射风险,拔出针头后再松开皮肤。

(7)针头留置时间:使用胰岛素笔注射时,应在完全按下拇指按钮后至少停留 10 秒,再拔出针头,从而确保药物全部被注入体内,以及防止药液渗漏。

(8)针头更换时间:使用一次性针头,每次注射前更换新的一次性针头。

正确实施胰岛素注射流程见图 2-41。

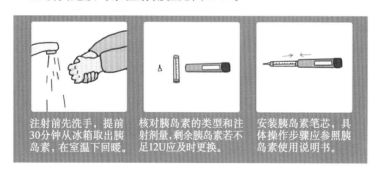

注射前先洗手,提前30分钟从冰箱取出胰岛素,在室温下回暖。　核对胰岛素的类型和注射剂量,剩余胰岛素若不足12U应及时更换。　安装胰岛素笔芯,具体操作步骤应参照胰岛素使用说明书。

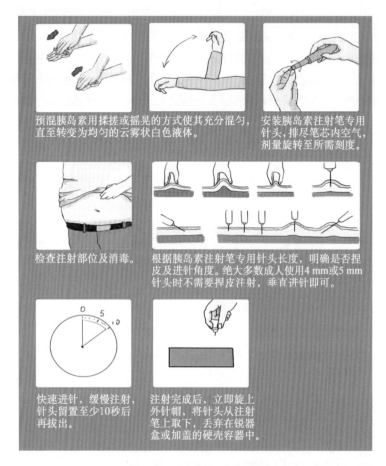

图 2-41　胰岛素注射流程

4. 临床常用的口服降糖药有几种？服用时有什么要求？

临床常用口服降糖药的种类及其服用方法见表 2-21。

表 2-21　口服降糖药的种类及其服用方法

主要种类	药物举例	服用方法	说明
双胍类	二甲双胍	餐中或餐后服用	肝功能不全时慎用
磺脲类	格列喹酮、格列吡嗪、格列美脲、格列齐特	餐前服用	肝功能不全时易发生低血糖
噻唑烷二酮类	吡格列酮	服用不受进餐影响	活动性肝病或转氨酶升高超过正常上限 2.5 倍禁用
格列奈类	瑞格列奈、那格列奈、米格列奈	餐前服用	
α-葡萄糖苷酶抑制药	阿卡波糖、伏格列波糖、米格列醇	餐前即刻整片吞服或与前几口食物一起咀嚼服用	
二肽基肽酶 4 抑制药	西格列汀、沙格列汀、维格列汀、利格列汀、阿格列汀	服用不受进餐影响	
钠-葡萄糖协同转运蛋白 2 抑制药	达格列净、恩格列净	注射不受进餐影响	
	卡格列净	第一餐前服用	
胰高血糖素样肽-1 受体激动药	艾塞那肽、利司那肽、贝那鲁肽	餐前注射	
	利拉鲁肽	不受进餐影响	

注:肝病患者可以选用双胍类、α-葡萄糖苷酶抑制剂 2 种降血糖药物,应慎用噻唑烷二酮类和磺脲类降血糖药物。

5. 肝源性糖尿病患者发生低血糖的原因有哪些?

肝源性糖尿病患者存在广泛性肝脏损害时可引起肝功能障碍,导致低血糖,其主要原因有:①肝细胞严重破坏,肝糖原储备严重不足,引起空腹低血糖症;②糖原代谢酶学异常或不足,糖原合成量不足而致;③葡萄糖消耗过多,如肝癌患者对葡萄糖需求量增大,肝糖酵解增多导致糖原减少;④降糖药物使用过量、使用降糖药物与进餐间隔时间过长;⑤特殊情况下禁食或限制饮食诱发等。

6. 低血糖常见症状是什么?该如何紧急处理和预防?

(1)低血糖常见症状:心慌、出虚汗、饥饿感、手发抖、焦虑、易怒、头痛等(图 2-42)。

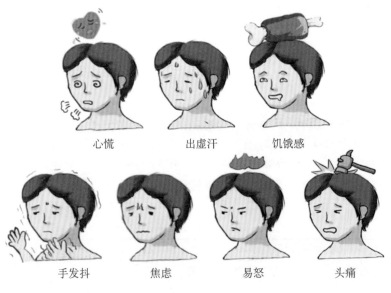

图 2-42　低血糖常见症状

（2）紧急处理方案（2个"15"）：即刻口服葡萄糖水或含糖食物（含糖15 g），有条件时，可监测血糖，等待15分钟，待症状缓解后再活动（图2-43）。

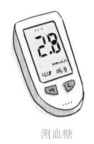

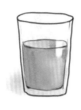

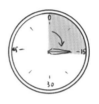

测血糖　　　　　口服葡萄糖或食　　　　　等待15分钟
　　　　　　　　物（含糖15 g）

图2-43　低血糖紧急处理方案

15分钟后该如何进行下一步治疗？

1）血糖＞3.9 mmol/L，症状好转，按正常时间进餐或加餐。

2）血糖≤3.9 mmol/L或症状无好转，再次实施2个"15"的步骤一次。

3）如果血糖仍然很低或出现神志不清，应立即就医。

（3）预防低血糖

1）养成良好的生活习惯（图2-44），主要包括按时用药、规律饮食、劳逸结合、戒烟戒酒。

2）制订合理血糖控制目标。

3）加强血糖监测，睡前血糖＜5.6 mmol/L，建议进行加餐，可以喝一杯牛奶，预防夜间低血糖。

4）随身携带预防低血糖的食物（如糖果、果汁、饼干）及糖尿病急救卡（图2-45）。

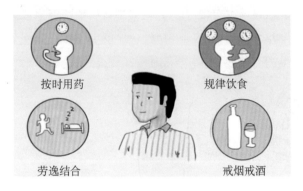

图 2-44　养成良好生活习惯预防低血糖

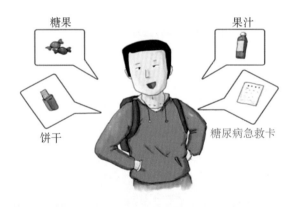

图 2-45　糖尿病患者出行要随身携带的物品

7. 什么是血糖生成指数?

血糖生成指数(glycemic index,GI)是表示某种食物升高血糖效应与标准食品(通常为葡萄糖)升高血糖效应之比。通俗地讲,是指人体食用一定食物后会引起多大的血糖反应。GI通常反映一种食物能够引起人体血糖升高多少的能力。

（1）当 GI<55 时，可认为该食物为低 GI 食物。

（2）当 55<GI<70 时，该食物为中等 GI 食物。

（3）当 GI>70 时，该食物为高 GI 食物。

高 GI 食物，进入胃肠后消化快、吸收率高，葡萄糖释放快，葡萄糖进入血液后峰值高，也就是血糖升得高。

低 GI 食物，在胃肠中停留时间长，吸收率低，葡萄糖释放缓慢，葡萄糖进入血液后的峰值低、下降速度也慢，简单地说就是血糖升得比较低。

因此，依据食物 GI 合理安排膳食，对于调节和控制血糖保持稳定大有益处，常见蔬果的 GI 见表 2-22。

表 2-22　常见蔬果的血糖生成指数

蔬菜	GI	水果	GI
南瓜	75	西瓜	72
胡萝卜	71	菠萝	66
山药	51	葡萄（淡黄）	56
芦笋	<15	芒果	55
绿菜花	<15	香蕉	52
菜花	<15	猕猴桃	52
芹菜	<15	柑	43
黄瓜	<15	葡萄	43
茄子	<15	苹果	36
鲜青豆	<15	梨	36
莴笋	<15	桃	28
生菜	<15	柚	25
青椒	<15	李子	24
西红柿	<15	樱桃	22
菠菜	<15		

注 GI. 血糖生成指数。

8. 糖尿病患者饮食中应注意什么？

（1）吃、动平衡：合理用药，控制血糖，达到或维持健康体重。

（2）主食粗细搭配，副食荤素搭配，不挑食、不偏食：根据目标体重制订个性化能量平衡计划，合理均衡分配各种营养素，其中主食多选择玉米面、荞麦面、燕麦面、高粱、小米等粗杂粮，增加饱腹感，少食用精制米、面。土豆、红薯、南瓜、山药类食物富含淀粉，也应计入每天的总摄入量中。

（3）定时定量，细嚼慢咽：注意进餐顺序。建议患者先吃蔬菜，再吃肉，最后吃主食。在控制每天摄入总能量的基础上增加餐次，可以减少低血糖的发生，结合自己的饮食习惯和血糖水平，在两次正餐之间加餐。可由正餐中匀出半两（约25g）主食作为加餐，也可选用低糖蔬菜，如黄瓜或西红柿作为加餐，每天1次。

（4）多吃蔬菜：种类、颜色要多样。蔬菜是维生素、矿物质和膳食纤维的重要来源，可减缓餐后血糖吸收的速度。每天可食用400～500 g。

1）含糖低的蔬菜：西红柿、黄瓜、西葫芦、韭菜、冬瓜、青椒、茄子、大白菜。

2）深色蔬菜中含有的黄酮类化合物具有抑制餐后血糖升高的作用。

3）瓜类蔬菜，如冬瓜、黄瓜、南瓜、丝瓜等可以补充水溶性维生素C和B族维生素。

（5）限制水果摄入量

1）血糖控制不佳（餐后血糖＞11.1 mmol/L 或血糖不稳定）的患者建议控制水果摄入量，可用西红柿、黄瓜等代替水果。

2）当血糖控制较佳时，可适当吃水果，每天不超过200 g，宜在两餐之间或运动后吃，不宜餐后马上食用水果，以免增加餐后血糖负担。不同的水果含糖量不同，应选择 GI 低和糖分较低的水果,宜吃樱桃、桃、李子、梨、柚子、苹果;不宜吃西瓜、菠萝、香蕉、甘蔗、葡萄等。

(6)适量蛋白质:蛋白质推荐摄入量为 0.8~1.2g/(kg·d),60 g 蛋白质相当于 250~500 ml 鲜牛奶或豆浆＋1 个鸡蛋＋150 g 瘦肉＋100~150 g 豆类制品。适量摄入蛋类和畜肉,豆浆和牛奶在营养上各有特点,二者可以每天饮用。

(7)清淡少盐:糖尿病非高血压患者每天摄入的食盐量不超过 6 g,高血压患者不超过 3 g,糖尿病并发高血压患者不超过 2 g。喜食过咸食物的患者,可在烹制菜肴时放少许醋提鲜,并应逐渐适应少盐食物。一般 20 ml 酱油的含盐量约 3 g。

(8)适当多饮水:水对糖尿病患者至关重要,但肾衰竭、心功能不全或肝硬化腹水患者应根据医嘱限制饮水量。可在晨起和睡前喝一杯水,运动后及时补充足量水分,宜选用白开水或矿泉水。

(9)戒酒:糖尿病患者以不饮酒为宜。

(10)注重自我管理,定期接受个体化营养指导。

9. 糖尿病患者适合运动吗? 运动对糖尿病患者有哪些好处?

当糖尿病患者无运动相关禁忌时,在医师的指导下进行运动对病情是有利的。运动有利于降低血糖,促进胰岛素在体内的作用,避免或延迟糖尿病各种并发症的发生。运动的好处有以下 5 点。

(1)降低血糖,控制血糖。

(2)降低血脂,减少心血管相关危险因素。

(3)增强心肺功能,减少高血压及冠状动脉相关疾病的发生。

(4)维持正常体重。

(5)增强机体抵抗力,减少感染的发生,放松身心,消除压力。

10. 糖尿病患者运动时需要特别注意什么？

（1）在胰岛素注射后、吃饭前避免运动，防止低血糖的发生。

（2）在胰岛素作用最强的时刻不宜进行运动，患者应对所使用胰岛素有详细了解。

（3）运动强度应量力而行，从低强度运动开始，循序渐进，持之以恒。

（4）运动方式以有氧运动为主，如太极拳、散步、爬楼梯、骑自行车、游泳、跳舞或老年人秧歌等。

（5）运动时间宜选择在饭后 $1\sim2$ 小时，不宜选择在黄昏或夜间，以防发生夜间低血糖。

（6）选择合适的鞋袜、外套。

（7）运动时宜有人陪同，如独自外出运动应该随身携带糖尿病急救卡。

（8）随身携带糖果，以便在出现头晕、出虚汗等低血糖症状时及时补充糖分。

（9）在运动过程中出现任何不适（如心慌、头晕、气促等）应停止运动，立即就地休息。

11. 糖尿病患者该怎样做好足部护理？

糖尿病患者的足部护理见图 2-46。

（1）泡脚：每晚用 37 ℃左右（低于 40 ℃）的温水，泡脚 $5\sim10$ 分钟，不宜长时间泡脚。泡脚前用水温计测量水的温度（如无水温计，用手腕内侧或请家人代试水温，水温以无烫感为宜），避免烫伤。

（2）泡脚的禁忌：当有以下情况时禁忌泡脚，足部皮肤破损，有冠心病、心功能不全、脑卒中（中风）病史，下肢静脉曲张，神经、缺血性病变同时存在，足癣及胼胝变黑色等。

（3）毛巾的选择：泡脚后用柔软、吸水、浅色毛巾擦干。皮肤

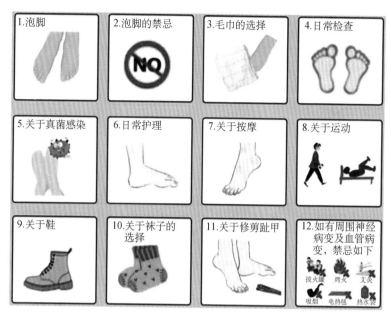

图 2-46 糖尿病患者的足部护理

干燥者可涂抹润肤霜,避开脚趾缝。

(4)日常检查:每天检查足底、趾缝是否有破损、水疱、足癣、灰指甲、胼胝或鸡眼,如有异常,应去糖尿病足专科门诊治疗。

(5)关于真菌感染:有真菌感染的患者会出现趾缝间皮肤变白、破损、有痒感,需要在医师的指导下使用抗真菌药物治疗,不得私自用药;鞋袜清洗后应在阳光下暴晒。

(6)日常护理:干燥者用润肤霜,干裂者用尿素霜。

(7)关于按摩:足部按摩每天早、中、晚各 1 次,每次 10 分钟,动作轻柔,按照从下往上的顺序按摩,以改善足部微循环。

(8)关于运动:规律运动,卧床患者可在床上练习"蹬自行车"的动作,以改善循环,防止肌肉萎缩。

(9)关于鞋:买鞋时建议在下午选购,两只脚同时试穿,需穿着袜子试鞋,穿鞋时动作要慢。选用大小合适、圆头、防滑、透气性好的鞋,鞋底不宜太薄,鞋子内部应较足本身长1～2 cm(鞋后帮可伸入一小指为宜)。穿鞋前应检查鞋里是否存在粗糙的接缝或异物,不要穿外露足趾的凉鞋,不要赤足穿鞋、赤足走路,也不要仅穿袜子走路。

(10)关于袜子的选择:选用浅色、无破损的棉袜,袜口勿太松或太紧,每天更换袜子,必要时可选用5趾袜。

(11)关于剪趾甲:注意修剪趾甲时平剪成"一"字字。

(12)如有周围神经病变及血管病变:切忌使用热水袋、电热毯、暖足壶等取暖设施,勿烤火、拔火罐、艾灸,以防烫伤。亦不可吸烟。

12. 糖尿病患者心理"三大忌"是什么?

(1)一忌:"过分焦虑"。所谓"心胸豁达,病愈三分",过分的焦虑会引起血糖升高,而血糖波动又会加重焦虑,形成恶性循环对于血糖控制十分不利。

(2)二忌:"听之任之"。若得了糖尿病仍不予以重视,长期的高血糖会导致严重并发症,患者重视并积极治疗。

(3)三忌:"病急乱投医"?。糖尿病尚无根治方法,针对有些广告大肆宣扬所谓的"治愈说""偏方论",应该冷静对待,切勿盲从,否则将延误治疗或加重病情。

13. 糖尿病患者血糖控制越低越好吗?

很多糖尿病患者都有一个认识误区,认为得了糖尿病,能少吃就少吃,能不吃就不吃,哪怕已经出现低血糖的症状,患者仍然认为血糖控制得越低越好,这个观念是不对的!

血糖高对身体不好,但是过分控制血糖,亦容易反复引起低血糖。而低血糖对身体的危害远大于一时的高血糖,尤其低血糖对人体脑细胞的损害是不可逆的。因此,糖尿病血糖控制情况,不要仅凭一两次的血糖数值定夺。医师通常根据患者自己记录的血糖情况和近2~3个月的平均血糖值来判断病情,在糖尿病治疗过程中要减少/避免低血糖的发生,因此,并不是血糖控制越低越好。

14. 糖尿病患者该如何自我监测血糖?

(1)不同胰岛素注射的治疗时间及患者血糖监测时间见表2-23。

表 2-23 胰岛素注射时间及血糖监测时间

胰岛素种类	注射时间	血糖监测时间
速效胰岛素	餐前即刻注射	餐后血糖
短效胰岛素	餐前30分钟注射	餐后血糖和餐前(空腹)血糖
中效胰岛素	餐前30分钟注射	餐后血糖和餐前(空腹)血糖
长效胰岛素	固定时间注射	餐前(空腹)血糖
预混胰岛素	早/晚餐,餐前30分钟注射	餐后血糖和餐前(空腹)血糖

(2)口服降糖药患者的自我血糖监测。

1)在开始调整剂量的前2周,每周应连续测3天三餐前、后和睡前血糖,以便调整药物剂量。

2)血糖平稳后,每周测量1~2天三餐前后和睡前血糖。

15. 糖尿病患者服用乳果糖是否会导致血糖升高?

乳果糖是人工合成的不吸收性双糖,在小肠内不被吸收,不会导致血糖升高,因此,患者可以放心服用。

若感觉乳果糖太甜,建议搭配果汁或等量的温水一起服用。

16. 用葡萄糖注射液配制药液,是否会对糖尿病患者的血糖有影响?

糖尿病患者为了避免血糖过高,在临床用药中,医师一般不选择葡萄糖注射液,但有些特殊情况除外,如某些药物只能用葡萄糖注射液配制、患者发生低血糖反应、禁食需要补充热量及一些疾病(如心力衰竭、肾衰竭)需要限制氯化钠的输注等。在上述情况下,使用葡萄糖注射液配制药液时会加入适量的胰岛素,以防止血糖的过度升高。一袋 500 ml 的 5% 葡萄糖注射液含糖量为 25 g,约等于 33 g 大米转化的含糖量。因此,一般情况下,血糖稳定的患者应用少量葡萄糖注射液时,即使不加入胰岛素也不会引起血糖极大的波动,但需要密切监测血糖。

第三章

内镜检查

一、胃镜

1. 肝硬化患者为什么要做胃镜?

目前,肝硬化已成为中年人死亡的第五大原因。肝硬化引起门静脉高压导致食管和胃底静脉回流入肝受阻、血流变缓,形成食管胃静脉曲张。而食管胃静脉曲张破裂出血是肝硬化最为凶险和常见的并发症,也是引起突发死亡的主要原因。通过胃镜可直接观察食管胃静脉曲张的情况及判断出血的风险。胃镜检查的意义如下。

(1)胃镜检查对肝硬化患者的食管胃静脉曲张诊断和治疗具有重要的意义,医师可通过胃镜检查明确诊断(图 3-1)。

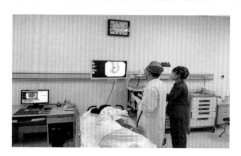

图 3 1 胃镜检查

（2）通过胃镜检查可直接发现患者是否存在食管胃静脉曲张，直观判断其病变程度，评估出血的风险，尽早预防破裂出血。

（3）食管胃静脉曲张破裂出血时可行急诊内镜下治疗（食管胃静脉曲张硬化术、套扎术、组织黏合剂栓塞术），如紧急止血，从而降低死亡率。

（4）确定食管、胃及十二指肠有无病变，如门静脉高压性胃病、溃疡、肿瘤等。

内镜下正常食管黏膜及各种食管胃静脉曲张病变见图 3-2。

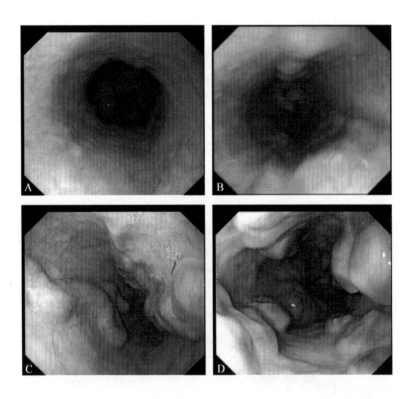

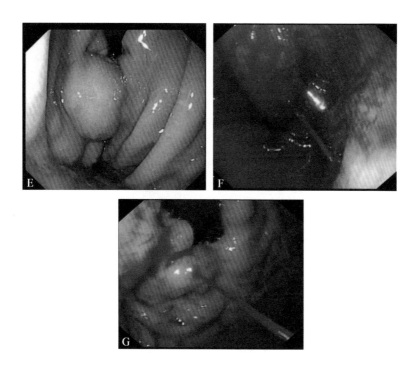

图 3-2　胃镜示正常食管黏膜及各种食管胃静脉曲张病变

注:A. 正常食管黏膜;B. 轻度食管静脉曲张;C. 中度食管静脉曲张;D. 重度食管静脉曲张;E. 胃静脉曲张;F. 食管静脉曲张破裂出血;G. 胃静脉曲张破裂出血

2. 胃镜检查前需要做什么准备?

(1)胃镜检查前 6～8 小时开始禁食、水,脾切除术后胃肠动力差的患者根据自身情况延长禁食水的时间。

(2)检查前一晚进食少渣易消化的食物,如稀饭、面包、馒头、蛋羹、豆腐、面条等,避免进食蔬菜和水果,如西瓜、火龙果、番茄、海带及鱼、肉类等(图 3-3)。

宜
流质与半流质食物

忌
肉类、牛奶、蔬菜、水果等

图 3-3　行胃镜检查前晚餐的进食要求

（3）检查前取下活动义齿（种植牙和镶嵌固定不会活动的义齿不用取下），交于家属或患者自行妥善保管。

（4）按工作人员的指导，准备好口服祛泡剂和局部麻醉药。

（5）如患者合并糖尿病或感头晕、心慌等情况，请及时告知医务人员，以便及时处理。

（6）口服阿司匹林、硫酸氯吡格雷、华法林等抗凝药者应提前告知医务人员，必要时需遵医嘱停药 1 周后再进行检查。

（7）高血压患者可于检查当日术前 3 小时服用降压药（少量水送服）。

（8）门诊患者：需携带有效身份证件（身份证、医保卡、军人保障卡等）、胃镜申请单、检查单（乙肝、丙肝、艾滋病及梅毒等检查结果报告单）到内镜中心预约，检查当日到分诊台报到排队。

（9）住院患者：检查当日携带有效身份证件或腕带、检查申请单到分诊台排队等候。

3. 胃镜检查该如何配合?

(1)检查前15分钟口服祛泡剂及局部麻醉药。

(2)检查前取下活动的义齿。

(3)左侧卧位,双腿向上弯曲,双手交叉环抱胸前,全身放松。

(4)胃镜到咽部时可能会有恶心症状,做胃镜的过程中配合医师做吞咽动作。

(5)在检查过程中会有恶心、呕吐,需要全身放松,调整呼吸,用鼻子吸气,口呼气,不要咽下"口水",让其自然流出,以免呛咳。

(6)做完胃镜后应禁食水2小时,饮食以清淡、易消化的软食为主。

4. 为什么胃镜检查2小时后才能吃饭、喝水?

(1)胃镜检查前口服局部麻醉药可使咽喉部麻痹,不要过早进食、喝水,以免因麻醉药尚未失效而导致呛咳、误吸,一般建议胃镜检查2小时后再进食、水。

(2)胃镜检查过程中进行活检或存在出血性病变等特殊情况时,需遵医嘱延长禁食、水时间。

5. 胃镜检查有幽门螺杆菌感染怎么办? 需要注意什么?

(1)最新观点认为,发现幽门螺杆菌感染应进行根除治疗,有效的根除幽门螺杆菌,对预防和控制胃癌有重大意义(图3-4)。根除幽门螺杆菌,需遵医嘱服用抑制胃酸的药物、抗生素及铋剂,可使根除率达90%以上。

(2)为检查根除治疗是否成功,需在治疗结束4周后来医院复查。另外,根除幽门螺杆菌感染成功后也建议定期检查。完成根除治疗后,少数患者会出现反流性食管炎的症状,大多症状较轻,一般不需要治疗。在日常生活中,注意饮食卫生,口腔卫生,家中碗、筷勤消毒,降低再次感染的概率。

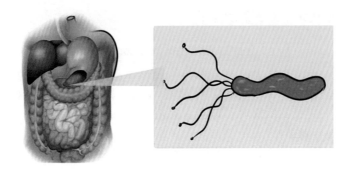

图 3-4　幽门螺杆菌可引起胃炎、胃溃疡及胃癌

6.肝硬化患者需要定期复查胃镜吗?

胃镜检查是诊断食管胃静脉曲张和食管胃静脉曲张破裂出血的"金标准"。胃镜检查时,可以对食管胃静脉曲张程度进行分级,判断曲张静脉所在的部位和直径,有无危险因素等。

初次确诊为肝硬化的患者应行胃镜检查,以筛查其是否存在食管胃静脉曲张及评估其严重程度。建议无静脉曲张的患者每 2 年做 1 次胃镜检查;有轻度静脉曲张的患者,每年做 1 次胃镜检查;中至重度静脉曲张患者每 6 个月至 1 年做 1 次胃镜检查。

二、肠镜

1.肠镜检查前饮食注意什么?

肠镜检查前 3 天开始进食少渣或无渣食物,如粥、面包、面条、豆腐等,禁食蔬菜、水果、奶制品及肉类等食物。

2.肠镜检查前如何能把肠道清洁得更干净?

充分的肠道准备是肠镜检查成功的关键。反之,肠道准备未按要求准备充分,不仅容易造成微小病变的遗漏,影响病变观察,还可能会因为肠道准备欠佳而终止或取消检查。

(1)严格遵医嘱,正确执行口服泻药的时间、用法、用量及饮水量等要求。每个医院的用药不同,应按各医院的要求服药。泻药的口感普遍欠佳(如有恶心、干呕等),可以减缓喝药的速度,避免呕吐出泻药。

(2)服用泻药期间需走动,不宜平卧,通过顺时针轻揉腹部,可加快排泄速度,缩短排泄时间。

(3)泻药服用前 1 小时开始禁食,可以饮水,也可口服无色糖块。

(4)如果胃镜和肠镜预约在同一时间,术前禁水 2 小时。

通过观察排泄物判断肠道准备情况见图 3-5。镜下肠道准备情况见图 3-6。

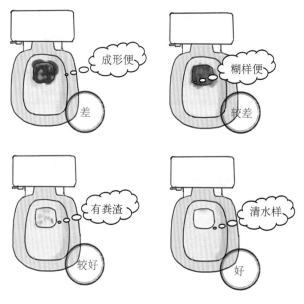

图 3-5　通过观察排泄物判断肠道准备的情况

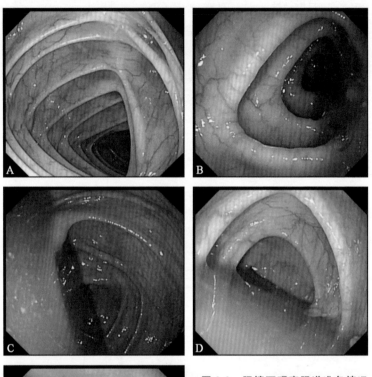

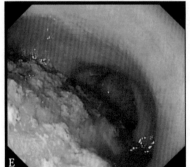

图 3-6　肠镜下观察肠道准备情况

注：A. 肠道准备很好（黏膜清晰可见，极少残留）；B. 肠道准备较好（部分液体或固体残留物，黏膜清晰可见）；C. 肠道准备较差（需要抽吸，黏膜视野差）；D. 肠道准备差（全肠道充满液体残留物）；E. 肠道准备差（固体阻挡视野）。

三、胃肠镜

1. 胃肠镜检查前为何不能喝牛奶?

部分人群在饮用牛奶后会出现腹胀、腹痛、腹泻、恶心等症状,称为乳糖不耐受。因此,这部分人群牛奶在体内代谢的时间会更长。

既往有真菌性食管炎的患者,检查前一天禁喝牛奶,因为牛奶会附着在黏膜上,影响医师的诊断(图 3-7A)。

临床工作中发现,有部分喝牛奶的患者肠道里有蛋花样物质,且量多,阻挡视野(图 3-7B)。因此,建议做肠镜检查的患者术前 1~2 天禁喝牛奶。

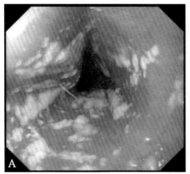
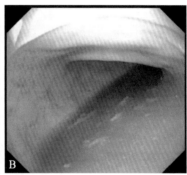

图 3-7 真菌性食管炎与蛋花样肠道残留物

注:A. 真菌性食管炎;B. 蛋花样肠道残留物。

2. 胃肠镜候诊期间出现心慌、出虚汗怎么办? 能吃巧克力吗?

(1)候诊期间,若出现心慌、出虚汗等症状(图 3-8),不要走动。应坐在原位,并立刻告知医护人员或请身边的人帮忙告知。医护人员会根据患者的血糖水平给予口服或静脉注射葡萄糖等

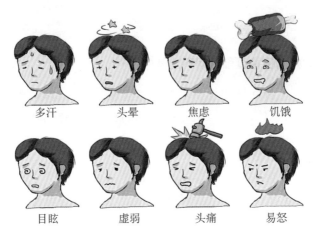

多汗　　　　头晕　　　　焦虑　　　　饥饿

目眩　　　　虚弱　　　　头痛　　　　易怒

图 3-8　胃肠镜候诊期间可能出现的症状

治疗。如果患者有糖尿病病史,可以到候诊区与分诊人员沟通,视情况优先检查。

（2）饿了能吃巧克力吗？不可以。因为褐色或白色巧克力会附着于胃黏膜表面,影响医师的诊断。如果患者有饥饿感或出现低血糖,可口含糖块,这不会对检查有影响。

3. 胃肠息肉切除术后需要注意什么？

胃肠息肉切除术后严格禁食水 24 小时,卧床休息 24 小时,少渣饮食 1 周,避免剧烈运动,出现黑便、血便及剧烈腹痛等不适者,尽快到医院就诊。

4. 普通胃肠镜检查和麻醉胃肠镜检查有什么区别？

普通胃肠镜检查（图 3-9,图 3-10）是在患者清醒的状态下进行的。麻醉胃肠镜检查是给予患者药物麻醉后,在其镇静、熟睡的状态下进行胃肠检查,麻醉内镜也称为无痛内镜。

（1）普通胃肠镜:普通胃镜检查前口服局部麻醉药（盐酸利多

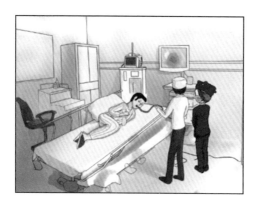

图 3-9　胃镜检查

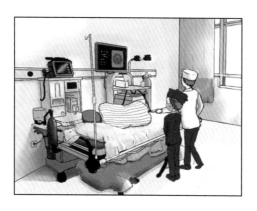

图 3-10　肠镜检查

卡因胶浆、盐酸达克罗宁胶浆等），检查中可能会引起干呕、胀气、疼痛等反应，严重时会损伤患者咽喉部或食管。如果不能耐受，可选择在麻醉下行胃镜检查。

　　(2)麻醉胃肠镜：检查前，在患者右前臂行静脉留置针穿刺，建立静脉通路，取左侧卧位，给予心电监护、面罩吸氧；然后，由麻醉医师对患者行静脉麻醉，待患者麻醉后进行检查，患者全程不会感到不适。检查结束,待患者镇静/麻醉后离院评分超过9分,可由家属陪伴离开。检查后24小时内禁止驾驶汽车、高空作业、签署重要文件或做重大决定,根据个人情况适当多休息。麻醉内镜检查术前会评估心电图和胸部X线检查结果,如不符合麻醉条件,则需选择普通胃肠镜检查。

5. 麻醉胃肠镜检查前需要准备什么?

(1)术前麻醉医师评估

麻醉内镜检查前需进行:病史采集(图3-11)、体格检查和实验室检查,评估患者有无呼吸困难、未控制的高血压、心律失常、心力衰竭等;是否有睡眠呼吸暂停、肥胖、哮喘等;是否有过敏史,如海鲜过敏、药物过敏、花粉过敏等;是否口服抗凝药,如阿司匹林、氯吡格雷、华法林等。

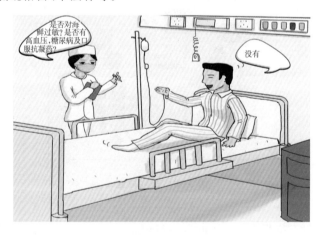

图 3-11 询问病史

(2)麻醉胃肠镜检查前的注意事项

1)需要提前完成心电图、胸部X线检查,乙肝、丙肝检查,血常规、血型、凝血功能、艾滋病、梅毒等检查,携带检查结果到内镜中心由麻醉医师评估麻醉风险,确定是否可以进行麻醉,签署知情同意书后预约时间,以便合理安排。检查当天按预约时间到分诊台排队候诊。

2)检查前排空膀胱,去掉活动义齿,将手机、手表、首饰及其他贵重物品交给家属保管。去除右手中指指甲油,便于监测血氧饱和度。

3)家属请在指定区域等候,以便患者表达不清或遇突发情况时,工作人员可以随时找到家属,询问或告知病情及签字。

4)做麻醉胃肠镜检查的患者须有一名家属陪同,检查后达到离院评分要求后,才可由家属陪同离开。

5)女性患者行结肠镜检查需避开月经期,妊娠期亦禁止行内镜检查。

6. 哪些人不能做麻醉胃肠镜检查?

(1)生命处于休克等危重状态者。

(2)急性上呼吸道感染、咳嗽、咳痰、大量呕血、胃潴留(易引起窒息)等。

(3)腐蚀性食管炎、胃炎。

(4)有中度以上的心肺功能障碍患者,急性心肌梗死、急性脑梗死、脑出血患者,支气管炎及哮喘病、严重肺心病、严重高血压患者等。

(5)急剧恶化的结肠炎症(肠道及肛门急性炎症、缺血性肠炎等)、急性腹膜炎等,怀疑有胃肠穿孔者,肠瘘或有广泛、严重的肠粘连者。

(6)怀疑术后腹膜炎或胃肠道肿瘤术后有广泛肠粘连的患者。

(7)极度衰弱,不能耐受术前肠道准备及检查者。

(8)大量腹水患者。

(9)严重的肝肾功能障碍者。

(10)妊娠期女性和哺乳期女性。

（11）青光眼、前列腺增生有尿潴留史患者。

（12）对丙泊酚、咪达唑仑、芬太尼、东莨菪碱、酯类局部麻醉药过敏及忌用的患者。

（13）严重鼾症及过度肥胖者宜慎重。

（14）心动过缓者慎重。

7. 麻醉胃肠镜为什么要用较粗的静脉留置针?

麻醉胃肠镜检查使用的丙泊酚为烷基酸类的短效静脉麻醉药，静脉注射后可迅速分布于全身，患者40秒内即可进入睡眠状态，较粗的静脉留置针（18G）可以在检查过程中使药物迅速进入体内发挥药效，以达到快速镇静、镇痛的目的。

（1）较粗留置针的优点

1）麻醉胃肠镜一般采用静脉麻醉（非插管），较粗的静脉留置针（18G）可以在检查过程中使药物迅速进入体内发挥药效，以达到快速镇静、镇痛的目的。

2）静脉通路可在麻醉意外发生时有利于抢救工作，提高抢救成功率。

3）在麻醉检查过程中可有效防止高渗液体（丙泊酚）堵管，以及导管过细或堵塞引起液体外渗。

4）18G静脉留置针（图3-12）内套管长，固定牢固，避免麻醉患者在无意识状态下因扭动身体导致留置针脱出。

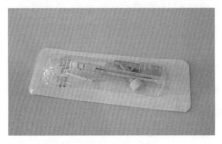

图 3-12　18G静脉留置针

（2）较粗留置针的缺点

1）长期留置会引起穿刺部位发红、疼痛，因此，麻醉检查术后24小时内尽早拔除留置针。

2）血管条件差的患者穿刺失败率高。

3）费用较钢针高。

8. 麻醉胃肠镜检查后需要注意什么？

（1）麻醉胃肠镜检查术后需禁食、水2小时，之后可进食半流质食物，如稀饭、面条等，次日可恢复正常饮食。术后若感到咽喉部疼痛不适或发现唾液中带少量血时不要惊慌，更不要刻意呕、咳，这是进镜的过程中，咽部黏膜摩擦受损所致，一般1～2天即可恢复，刻意呕、咳可导致出血加重。

（2）麻醉胃镜检查术后的腹胀不适，是检查过程中注气扩张胃腔所致。应充分休息，在家属陪同下下床活动，促进胃肠蠕动，通过打嗝和肛门排气使腹胀缓解。

（3）取病变组织进行病理活检的患者，当日晚餐及次日三餐均需进食半流质食物（图3-13），忌生、硬、烫、甜食物，以利于创面愈合。

（4）胃肠镜检查术后如出现剧烈腹痛、呕血、便血不止的情况，应立即到医院急诊就医，以免贻误病情。

（5）检查后当天不得驾驶机动车辆（图3-14）、从事高空作业、精算、逻辑分析等工作，且不宜从事过重的体力劳动。

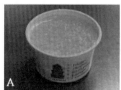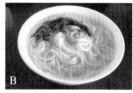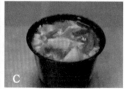

图3-13 半流质食物

注：A. 米粥；B. 面条；C. 面片。

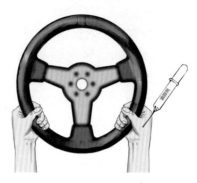

请勿驾车

图 3-14　麻醉胃肠镜检查当天不得驾驶机动车辆

9. 麻醉胃肠镜检查后出现恶心、呕吐是怎么回事？该怎么办？

（1）麻醉胃肠镜检查过程中，普遍使用枸橼酸舒芬太尼作为镇痛药物。此药的常见不良反应有恶心、呕吐和眩晕等，以中老年女性多见。麻醉胃肠镜检查时间越长，术后恶心、呕吐发生的频率越高。

（2）麻醉术后出现恶心、呕吐的护理

1）关心患者，减轻患者的焦虑。

2）去枕平卧位，头偏向一侧。

3）随着药物的代谢，患者一般可自行缓解，情况严重时遵医嘱给予正确的止吐药及镇静药。

4）保持病房环境宽敞明亮，减少不良刺激。

5）准确记录患者出入量，评估脱水情况，必要时查电解质、补液。

6）术后饮食应少量多餐，以清淡饮食为主，避免进食辛辣、油炸类食物。

四、胶囊内镜

【案例】　患者周某，男，56 岁。因"乙肝表面抗原阳性 23 年，间断排黑便 6 年，再发 1 个月"入院。次日，患者排黑便 1 次，立即禁食、水并给予止血等内科药物治疗，行急诊胃镜提示，食管静脉曲张伴胃静脉曲张，未见活动性出血。入院第 3 天，患者排暗红色血便 1 次，再次行急诊胃镜检查提示，食管及胃腔内未见明显活动性出血，胃液清亮，不除外下消化道出血可能，继续给予止血、输血等对症治疗后，患者仍有血便。

患者近 1 个月以来，反复出现黑便，血便、重度贫血，建议患者病情稳定后完善肠道检查进一步明确，结肠镜检查提示结肠炎性肠病，结肠无活动性出血，因患者反复黑便，血便重度贫血，未发现病因、症状未及时控制，遂行胶囊内镜检查。胶囊内镜检查结果显示，门静脉高压性小肠病变伴活动性出血（图 3-15）。明确病因后，医师调整治疗方案，给予普萘洛尔、生长抑素等降低门静脉压力及止血药治疗后，未再排黑便、鲜血便，患者病情稳定后出院。患者出院后继续口服保肝药及降低门静脉压力药，2 个月后随访，患者病情稳定。

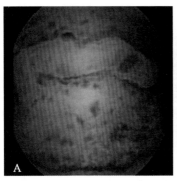

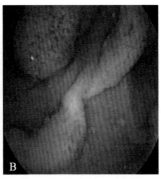

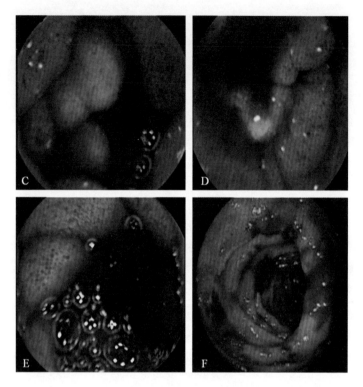

图 3-15　胶囊内镜示门静脉高压性小肠病变伴活动性出血

1. 什么是胶囊内镜?

胶囊内镜(图 3-16)全称为智能胶囊消化道内镜系统,又称"医用无线内镜",其原理是受检者通过口服内置摄像与信号传输装置的智能胶囊,借助消化道蠕动使之在消化道内运动并拍摄图像,医师利用体外图像记录仪和影像工作站了解受检者整个消化道情况,从而对其病情做出诊断。

胶囊内镜的工作过程:患者像服药一样用水将胶囊吞下,胶囊内镜即随着胃肠肌的运动节奏沿着胃→十二指肠→空肠和回肠→

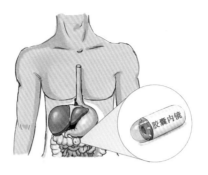

图 3-16 胶囊内镜示意图

结肠→直肠的方向运行,同时对经过的腔段连续摄像,并以数字信号传输图像给患者体外携带的图像记录仪进行存储记录,工作时间达 6～8 小时,在吞服 8～72 小时后智能胶囊就会随粪便排出体外(图 3-17)。医师通过影像工作站分析图像记录仪记录的图像了解患者整个消化道的情况,从而对病情做出诊断。

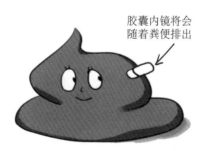

胶囊内镜将会随着粪便排出

图 3-17 胶囊内镜随粪便排出

2. 胶囊内镜有哪些优点?

胶囊内镜被医学界称为"21 世纪内镜发展的革命与方向"。胶囊内镜多用于小肠的检查。因为长达 5～7m 的小肠长期以来被认为是临床检查的"盲区"。除了对小肠这一"盲区"具有重大突破以外,也使胃肠疾病的早期诊断得以实现。中国有句古话"防患于未然"。然而,在临床上要做到这一点,还需要有先进、安全、舒适的医疗器械配合。目前,不少的治疗和检查设备尚不能做到无痛无创,患者在心理上会恐惧和排斥,导致某些疾病不能在早期被发现,甚至"一发现就是晚期"。胶囊内镜是一种全新的、安全舒适的消化道检查手段,它可以减轻患者对检查的恐惧心理,使患者容易接受,从而使胶囊内镜具有胃肠疾病早期诊断的重要应用价值。

(1)扩展视野:突破了小肠检查的盲区,大大提高消化道疾病诊断检出率。

(2)安全卫生:胶囊为一次性使用,避免了交叉感染,且检查过程无痛、无创;其外壳采用不能被消化液腐蚀的医用高分子材料,对人体无毒、无刺激性,且能够安全排出体外。

(3)舒适自如:患者无须麻醉、无须住院,不影响正常的工作和生活。只要注意检查当天不要从事重体力劳动和剧烈运动即可。

(4)操作简单:整个检查流程仅为吞服胶囊、记录与回放观察共3个步骤。医师在回放观察过程中,通过拍摄到的图片对病情做出准确判断。

3. 胶囊内镜检查前需要做肠道准备吗?饮食需要注意什么?

(1)胶囊内镜检查前需要清洁肠道(图3-18),如果肠道内粪便较多,使病变被覆盖影响观察效果。

(2)饮食和术前准备注意事项。

1)饮食要求:检查前2天开始,进食少渣或无渣饮食,如粥、面包、面条、豆腐等,禁食蔬菜、水果、奶制品及肉类等食物。

2)如果患者正在服用铁剂,应在检查1周前停服。检查前2小时禁止服用任何药物。

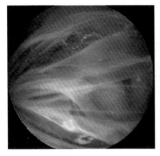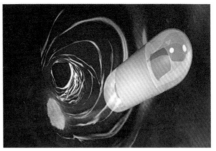

图 3-18　胶囊内镜检查前要清洁肠道

3)糖尿病患者需调整胰岛素量(检查期间要减少饮食摄入)。

4)检查前 1 天开始进食流质饮食,检查前 12 小时开始禁食,除少量水以外,不可以喝其他带颜色饮料,如牛奶、咖啡等。

5)检查前 12 小时,口服清洁肠道的药物,准备方法同普通肠镜检查。

6)检查前 12 小时开始禁烟。

4. 胶囊内镜检查术后的观察重点是什么?

(1)腹痛:严重腹痛或持续疼痛时,及时与医师联系。

(2)呕吐:出现呕吐现象时,及时与医师联系。

(3)饮食:无限制。

(4)活动:术后第 2 天开始可以正常活动。

(5)药物:可以正常服用药物。

(6)胶囊:胶囊一般在 72 小时内排出,偶尔出现延迟 1~2 周排出者也属于正常情况,注意观察。已排出的胶囊不必回收。排出的胶囊仍然闪烁时不必惊慌,属于正常情况。

(7)2 周后仍未发现排出胶囊且无任何症状时,若想明确胶囊是否已排出,可进行 X 线检查。

参考文献

[1] 中华医学会肝病学分会,中华医学会感染病学会分会.慢性乙型肝炎防治指南(2022年版)[J].实用肝脏病杂志,2023,26(3):后插1-后插22.

[2] 杨宝学.利尿药的合理应用[J].中国食品药品监管,2018(10):42-49.

[3] 吴逢波,徐珽,李健,等.利尿药的评价及合理应用[J].华西医学,2008(2):423-424.

[4] 沈哲.缓解静脉补钾疼痛的护理干预研究进展[J].当代护士(专科版),2014(6):4-7.

[5] 中华医学会肝病学分会,中华医学会消化病学分会,中华医学会内镜学分会,等.肝硬化门静脉高压食管胃静脉曲张出血的防治指南[J].临床肝胆病杂志,2016,32(2):203-219.

[6] 中华医学会外科学分会脾及门静脉高压外科学组.肝硬化门静脉高压症食管、胃底静脉曲张破裂出血诊治专家共识(2019版)[J].中华外科杂志,2019,57(12):885-892.

[7] 中华医学会消化内镜学分会食管胃静脉曲张学组.消化道静脉曲张及出血的内镜诊断和治疗规范试行方案(2009年)[J].中华消化内镜杂志,2010,27(1):1-4.

[8] 王艳玲,刘亭亭,张文辉.肝硬化门静脉高压症胃静脉曲张的诊治现状[J].中国医刊,2019,54(2):123-126.

[9] 张远安.消化内镜应用于上消化道出血治疗的效果观察及安全性分析[J].当代医学,2019(7):106-108.

[10] 李球森.食管胃底静脉曲张破裂出血内镜下治疗进展[J].中华胃肠内镜电子杂志,2017,4(3):126-129.

[11] 刘中亮.上消化道出血 149 例临床分析[J].中国卫生标准管理,2019(3):20-22.

[12] 林白浪,王曙红,符小玲,等.全程分期健康教育对消化道出血患者遵医行为及生活质量的影响[J].中国健康教育,2016,32(8):739-742.

[13] 尤黎明,吴瑛.内科护理学[M].9 版.北京:人民卫生出版社,2019.

[14] 刘英华,张永.临床营养培训手册[M].北京:北京化学工业出版社,2016.

[15] 林桂永,梁创银,梁伟仪.老年人跌倒预防措施研究进展[J].医学理论与实践,2021,34(1):34-37.

[16] 王泠,郑小伟,马蕊,等.国内外失禁相关性皮炎护理实践专家共识解读[J].中国护理管理,2018,18(1):3-6.

[17] 中华医学会肝病学分会.肝硬化肝性脑病诊疗指南[J].临床肝胆病杂志,2018,34(10):2076-2089.

[18] 曹家燕,陈昌连.121 例导管滑脱不良事件原因分析及防范对策[J].护理学报,2016,23(4):47-49.

[19] 段应龙,丁四清,张秋香,等.63 例非计划性拔管事件分析及对策[J].中国护理管理,2015,15(10):1261-1264.

[20] 张岱,王炳元.酒精性肝病常见临床综合征[J].临床肝胆病杂志,2014,30(2):121-123.

[21] 鞠伶,于利华.酒精戒断综合征 11 例临床分析[J].中国实用医药,2014,9(8):119.

[22] 中华医学会糖尿病分会.中国 2 型糖尿病防治指南(2017 年版)[J].中国实用内科杂志,2018,38(4):292-344.

[23] 母义明,杨文英,朱大龙,等.磺脲类药物临床应用专家共识(2016 年版)[J].药品评价,2017,14(1):5-12,54.

[24] 蒋兆荣,张金荣.中药脐部外敷治疗失代偿期乙型肝炎肝硬化胃肠道胀气临床效果研究[J].实用肝脏病杂志,2015,18(5):550-551.

[25] 孙怡卓,王瑞兰,黄秋霞,等.小茴香盐包热敷包在腹腔镜下肝癌射频术后缓解腹胀的效果观察[J].实用临床医药杂志,2016,20(22):192-193.

[26] 吴梦莎,张鑫,蒋忠新,等.肝源性糖尿病的发病机制及诊治进展[J].药学服务与研究,2017,17(3):161-166.

[27] 程捷.使用胰岛素泵时胰岛素复温时间的探讨[J].中国医药指南,2010,8(19):141-142.

[28] 贺欢.门静脉高压食管胃静脉曲张诊断研究进展[J].实用肝脏病杂志,2017,20(6):790-793.

[29] World Health Organization. Global hepatitis report 2017. Geneva[EB/OL]. [2019-11-06]. https://www. who. int/hepattis/publications/global-hepatitis-report 2017/en/.

[30] CUI F Q,SHEN L P,LI L,et al. Prevention of chronic hepatitis B after 3 decades of escalating vaccination policy. China[J]. Emerg Infect Dis,2017,23(5):765-772.